認知症心理学の
専門家が教える

認知症の人に ラクに伝わる 言いかえフレーズ

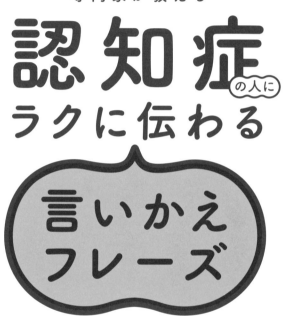

佐藤眞一
大阪大学名誉教授

島影真奈美
執筆協力

Discover

はじめに

私は認知症心理学の専門家として、「認知症の人の心の中」を研究してきました。

認知症の人の発言や行動は、家族から見れば「困った言動」ですが、本人には考えや理由がある場合が多いのです。そのため、その言動の理由を知れば、介護はラクになります。

私は40年間にわたる研究の中で、認知症の事例をたくさん集めてきました。

人は誰もがそれぞれに個性的な存在であり、同じように認知症の人もそれぞれに個性的です。ですから、認知症介護者の悩みも、みな異なっています。

本書の第1章では、さまざまな原因で起きる認知症という症状群について、介護者の皆様に知っておいていただきたいことをできるだけ簡潔にまとめました。

認知症の初期には、ご本人が自覚している困りごとも多い一方で、まだまだ自分でできることや理解可能なことがたくさんあります。

介護者は、認知症のご本人が困っていることと同時に、できること、理解可能なことをじっくりと観察して、できることは自分でしてもらい、その間は危険がないように見守っていただきたいと思います。

しかし、認知症が進んでいくと、できないことや理解不能なことも少しずつ増えていくため、介護者の支援が必要になっていきます。

不可解と感じる言動にも必ず何か理由があることを肝に銘じて、冷静に対応することを心掛けてください。

認知症のご本人が感情的になっていると、介護する側も感情的になりがちなことは、私も祖母と父の介護に関わった経験からよくわかっています。

ですから、『冷静に！』なんて簡単にできるものではない」と反感を持たれる方もおいでだと思います。

それでも、感情を抑える努力が、結局は、認知症のご本人も介護するご家族も、ともによりよく暮らすことにつながるのです。


本書の第2章では、認知症の人と介護する家族の間によく見られる具体的なやり取りを取り上げました。

介護がうまくいかないとしたらそれはなぜなのか？

そのときの認知症の人の心の中はどうなっているのか？

こうしたことを改めて考えるきっかけになり、介護方法を工夫してみたくなるはずです。


認知症の人もそれぞれ個性的なのですから、本書の通りに行ってもうまくいかないこともあるかもしれません。

ですが、本書の内容を参考にして、ご自身の今までの介護方法を見直すきっかけにしていただければと思います。

介護に正解はありません。いつも工夫の繰り返しです。

第3章には、私がよく質問される内容をQ&Aの形にして、なるべく認知症のご本人に寄り添うつもりで回答してみました。

こちらを先に読んでいただいても、もちろん結構です。順序にこだわらず、事典のように何度も行ったり来たりしながら本書をご利用いただければ、著者としてとてもありがたく思います。

認知症の介護に戸惑い、苦しみ、悲しんでいる方々の表情が、笑顔に変わることを想像しながら、本書をお届けします。

佐藤眞一

なぜ、言い方が大事なのか

本書は、認知症心理学の研究者として40年間にわたり、認知実験、本人・家族・介護職員への調査、そして事例検討を続けてきた結果をもとに執筆いたしました。

その長年にわたる研究の中で、認知症の人への接し方や言い方が重要だということがわかっています。

認知症の人は、状況を完全に理解することは難しくても、相手が発する雰囲気はしっかりとキャッチしています。

「叱られている（嫌な気分）」「褒められている（よい気分）」は確実にわかります。

本書では「言いかえ」フレーズを紹介していますが、それをどのように伝えるかもとても重要です。

実際に介護の現場で働く人は、常に伝え方に気をつかっていらっしゃいます。

年をとると、耳は聞こえにくくなりますし、長い会話の内容を掴めなくなることもあります。

そのため、介護スタッフの方は、わかりやすく短い文章を、大きな声で明確にゆっくり耳元で発音して、その人に届ける工夫をしています。

言葉以外でも、目を合わせる、必要なフレーズが頭に残るように紙に書いて渡す、などの工夫をしています。


人は環境によって大きく変わります。

家族は、認知症の本人にとっての「環境」です。

家族が本人にとってよい環境になれれば、本人はよい気分で暮らせるものです。

「叱らない環境づくり」は、本人の環境である家族のできることです。

そしてそれはもちろん、家族の方ご自身を救うことにもなると考えます。

推薦の言葉「認知症という病と共に生きるための声かけ」

社会福祉法人大阪府社会福祉事業団・箕面市東部地域包括支援センター・主任介護専門員
池田佳津子

私は、ケアマネジャーとして働いており、たくさんの認知症の方々と日々接しています。その立場から本書を推薦いたします。

佐藤先生とは同じ大阪府社会福祉事業団に所属しています。

今回の書籍のテーマである「言いかえ」について、介護の現場でも気を配っていることをお伝えできればと思います。

認知症にはさまざまなタイプがありますが、全体的に言えるのは、怒りっぽくなったり、不安を繰り返し訴えるようになったりします。

プロの介護スタッフは、必死になってその方を知ろうとします。

何を楽しいと感じているのか、何に心が動いているのか。それを掴めると、そこから会話を始められます。

どの方でも自分の好きなものを持っていて、こちらがそこに興味や理解を示すと、ご本人も嬉しいのだと思います。

人間は嬉しいと心が、身体が緩むものです。

私たちスタッフは、介護の現場では言葉かけに気を配っています。

たとえば、認知症のある弱視の人が、ショートステイに来たとき。その方は、ベランダから吹く風を感じて「怖い」（ここはどこなの？　という心配）とおっしゃいました。そこで私が「今はどんな景色が見えるのですか？」と聞くと、本人は「大阪の梅田のビルの屋上にいて風が吹いている」と。だから私はこう返します。「大阪の真ん中に大きな建物があるんですね、ここは安全地帯ですよね？　だから大丈夫ですよ」

本人の見える景色を否定しない。

次に、安心感のある居場所がここにあると伝える。

そして、温かい飲み物を持って、座れる場所に移動して「ここは、温かい陽だまりだから、温まるよ。一緒に温まりましょうか」と伝えて水分補給してもらうと、本人の気分がスッと変化することがよくあります。

認知症の人は一瞬で鬼のように怒ることもあるけれど、一瞬でほどける場面もある。

それを本人の発する言葉や雰囲気や目線で確認する。

何が見えて、何に向かっているのかを理解しようと努力することです。

認知症という病と闘うのではなく、受け入れて共に生きる術を私たちが手にすることで、お互いが生活を維持しやすくなります。私たちスタッフは、その術を毎日ご本人やご家族と一緒に探しています。

認知症と診断されたら、チームをつくろう

病院で認知症だと診断が下ったら、まずは専門家に相談することをおすすめします。

親の家の近くにある地域包括支援センター(→52ページ)に相談をしてみてください。電話での相談もできます。

まず最初に、頼りになる専門家とチームを組むことが重要なのです。

親が認知症になっても、しばらくは家族で面倒を見ようと考える人は多いと思います。

親と同居でも、同居していなくても、すぐに高齢者施設に入所の選択をする人は少ないでしょう。

認知症を老化のせいだと考えると、老いた親を家族が面倒見るのは当たり前と考えてしまう。家族で面倒を見るのが人の道、と考えてしまう。

ずっと育ててくれた親であれば、家族で面倒を見たいと考えるのもよくわかります。

しかし家族は介護のプロではありません。

その結果、ストレスが溜まって認知症の親に暴言を吐いてしまうなど、双方にストレスを高める結果になってしまうケースはよく見られます。

認知症は老いではなく脳の病気です。病気なのですから、家族のせいではありません。

家族だけで抱え込まず、介護のプロとチームをつくること。

周囲の人に事情を伝え、地域ぐるみで見守ってもらうこと。

伴走者がいてくれれば、介護はきっとラクになります。

目次

第1章 認知症の人の心を理解する

第2章 スッと伝わる言いかえフレーズ

第3章 家族の悩みQ&A

第1章

認知症の人の心を理解する

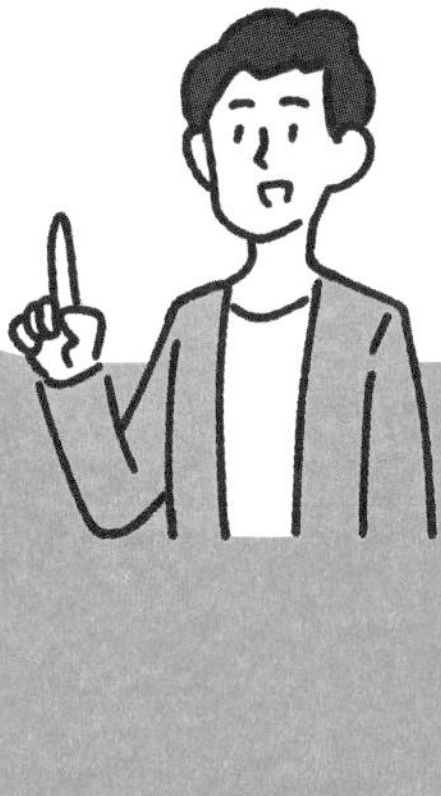

記憶は忘れても感情ははっきり残る

認知症と聞くと「こわい」「つらい」というイメージが真っ先に浮かぶ人は少なくないでしょう。

「ある日突然、認知症になったらどうしよう」「歳をとっても、認知症にだけはなりたくない」と不安に感じている人もいるかもしれません。

ある日突然始まって、何もわからなくなる――。これは認知症のよくある誤解のひとつです。

認知症は脳の萎縮とともに進むことが特徴で、「疑い」から「軽度」「中等度」「重度」と症状が変化していきます。

進行のスピードには認知症のタイプや人によっても差がありますが、「軽度の認知症」と診断された人がいきなり日常生活を送れなくなるケースはほぼありません。とくに高齢になってから発症した場合は、進行の具合もゆるやかなことが多くなります。**生活の中で「あれ？　変だな？」と思うことが増え、少しずつ症状が現れてきます。**

また、発症する前や初期の段階で認知症とわかれば、進行をゆるやかにすることもできます。

さらに、「認知症になったら何もわからない」というのは大間違いです。**周囲から見たらよくわからない行動に見えても、本人は自分なりの考えにもとづいて行動しています。**

また、喜びや悲しみ、怒りなどの感情もしっかりとあり、表現できないけれど内面には抱え続けているというケースもたくさんあります。

認知症によって直近の記憶を忘れてしまうケースが多いですが、すべてを忘れるわけではなく、むしろ、自分が何を考えて行動したかは忘れても、**感情だけははっきり**

と残っていることも珍しくありません。

認知症は多くの場合、ゆっくり進行するため、本人も周囲もつい「加齢のせい」と考えがちです。

しかし、**「なんか変」「いつもと少し違う」と感じたら、早めにもの忘れ外来や認知症外来などの専門外来を受診することが大切です。**

もし、専門外来に行きにくい場合はかかりつけ医を受診し、相談してみるのも一案です。認知症そのものの根本的な治療法は今のところ存在しませんが、認知症によく似た治る病気の可能性もあります。脳腫瘍《のうしゅよう》やうつ病など、ほかの病気からの症状であれば、治療が可能です。

また、認知症の前段階である軽度認知障害（ＭＣＩ）であっても、半数以上は認知症に移行しないというデータがあります。不活発な生活習慣による認知機能の低下は、ウォーキングなどの軽い運動や、外出して人と交わる頻度を多くすると改善します。認知トレーニング（脳トレ）も有効です。

認知症初期の頃は、家族よりも本人のほうが自分の変化に敏感です。ただ、変化に気づいているからこそ不安に思い、病院や検査を嫌がることもあります。

そんなときは**「今何に困っているのか」「どうしてほしいのか」を本人に聞くのが最初の一歩です**。

例えば、「スーパーで何を買うのかを忘れて困っている」とわかれば、事前に家族がメモに書いておくなど、改善方法を話し合っておくことで、本人も周囲も不安を軽減できます。不安がやわらいだところで、再度、もの忘れ外来への受診を相談してみるとよいでしょう。

どうしても嫌がる場合には、家族の受診についてきてほしいと連れ出し、本人も一緒に診てもらうなどの方法もあります。無理強いはせず、様子を見ながら、かかりつけ医に相談してみましょう。

かかりつけ医がいない場合は、近くの地域包括支援センターに相談するとサポートを受けられます。

そもそも、認知症ってなに？

そもそも、認知症ってなんだと思いますか。

「忘れっぽくなる病気」、あるいは「脳が萎縮する病気」などと答える方が多いのですが、実は「認知症」という病気があるわけではありません。

アルツハイマー病や脳梗塞《のうこうそく》、脳出血、レビー小体病、前頭側頭葉変性症《ぜんとうそくとうようへんせいしょう》など、認知症を引き起こす原因となる病気はさまざまです。

これらの病気によって脳機能が低下し、生活に支障が出たり、自立・自律して暮らせなくなったりする、一連の「症状」を総称して、認知症と呼びます。

認知症は、次の3つの条件がそろったときに診断されます。

①脳の疾患

脳が萎縮したり、血管のつまり・出血などの異変が起きたりする。

②認知機能が損なわれる

もの忘れが増え、時間や場所、人物がわからなくなったり、今までできていたことができなくなったりする。

③生活機能が損なわれる

①や②の結果、料理や買い物、お金の管理などができなくなり、生活にさしさわりが出てくる。

つまり、**認知症は「生活の障害」が基準になっていることが大きな特徴です**。逆に、脳が萎縮し、記憶力が低下したとしても、それによって生活にまったく支障が出ていないようであれば、それは認知症ではありません。

認知症は介護や家族の支えが診断の基準になっている、珍しい「病気」だと言えます。

図解でわかる認知症の4つの種類

認知症のタイプは、原因となる病気から主に、

・アルツハイマー型認知症
・血管性認知症（脳血管性認知症）
・レビー小体型認知症
・前頭側頭型《ぜんとうそくとうがた》認知症

の4つに分類され、4大認知症と呼ばれています。特に高齢発症の認知症の場合には、それらが複数混在している例も多くあります。

また、その他にも認知症の原因となる傷病は多数あり、その数は70あるいは80以上とも言われています。

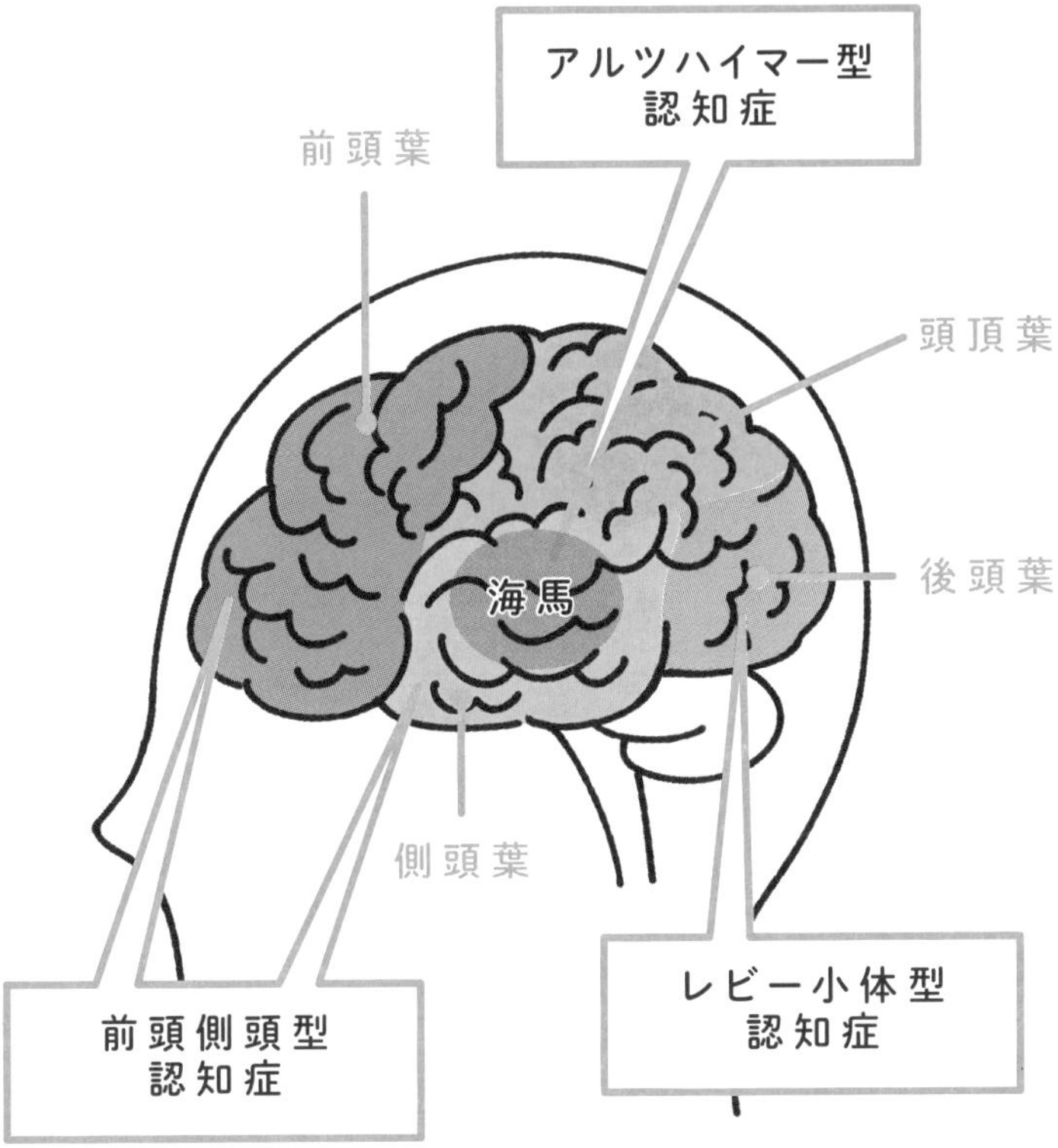
アルツハイマー型
認知症
前頭葉
頭頂葉
海馬
後頭葉
側頭葉
前頭側頭型
認知症
レビー小体型
認知症

記憶障害に始まり
ゆっくり進行する

「アルツハイマー型認知症」

日本人の認知症全体の約６割以上を占める代表的な認知症で、アルツハイマー病によって発症します。

アルツハイマー病の原因はまだわかっていませんが、「アミロイドβ」という特殊なたんぱく質が、長い年月をかけて脳内にたまり、さらに神経細胞内のタウたんぱく質も変性を起こすことによって、神経細胞が破壊され、脳が萎縮するのではないかと考えられています。

とくに、短期記憶をつかさどる「海馬」の萎縮が目立つのが特徴です。そのため、**最初に現れるのは記憶障害が一般的だと言われますが、まれに言語障害から始まる人もいます。**

進行はゆっくりで、発症する20年以上前からアミロイドβの蓄積が始まるとも言われます。

進行を遅らせる認可薬はありますし、最近では毒性を持ったアミロイドβたんぱく質を分解する新しい薬剤も開発されていますが、根本的な予防法や治療薬は今のところありません。

記憶・言葉・感情に異常が出やすい「血管性認知症（脳血管性認知症）」

認知症全体の1～2割を占めています。また、アルツハイマー型認知症との合併も多くみられるのが特徴です。

多くの場合、脳梗塞や脳出血の発作が起こり、血管が詰まったり破れたりしたことをきっかけに血流が滞り、その部分の脳細胞が死滅することで発症します。発作が起こるたびに認知症が段階的に進みます。

発作は繰り返し起こるうえ、**脳細胞が死滅した部分とそうではない部分の差が生じやすく、症状や障害の個人差が大きいことでも知られています。**

また、脳深部の白質と呼ばれる部分の虚血性変化による病変が起点になって生じる認知症もあります。

血管性認知症の症状は主に、記憶障害や失語、失行、失認（→39～41ページ）などです。ただし、これらは障害された脳の部位によって異なります。些細なことで激しく泣いたり笑ったり怒ったりする「感情失禁」もよく見られます。

混乱・幻視・ぼんやりする 「レビー小体型認知症」

レビー小体型認知症も、血管性認知症とほぼ同程度で認知症全体の1～2割を占めると言われています。

レビー小体という特殊なたんぱく質の塊が高次機能をつかさどる大脳皮質や、生命維持をつかさどる脳幹にたまり、神経細胞が死滅することで起こります。

診断基準は、**混乱したり、ぼんやりしたりする状態が1日のうちに激しく変動する「認知機能の動揺」、非常にリアルな幻覚がくりかえし生じる「幻視」、パーキンソン病のような症状が起こる「パーキンソニズム」**の3つのうち、2つ以上が当てはまることです。

感情が激しくなり行動を抑えられない「前頭側頭型認知症」

認知症全体の１％程度だと言われています。

前頭葉と側頭葉の神経細胞が死滅することで起きるタイプの認知症ですが、その仕組みはわかっていません。かつて「ピック病」と呼ばれていたものも含まれます。症状には次のようなものが挙げられます。

・抑制のきかない行動（失礼なことを言う、暴力をふるうなど）
・無気力・無関心
・常同行動（同じ行為を繰り返す）
・周囲からの刺激に影響を受けやすい（言動をまねる、同じ言葉を言い続けるなど）
・社会性の欠如（万引きのような軽犯罪を起こしたり、身だしなみに気を使わなくなったりする）

最近は、こうした行動異常が激しいタイプの認知症のほかに、意味性認知症と進行性非流暢性《ひりゅうちょうせい》失語を含む3種類の認知症を併せて、前頭側頭葉変性症と呼んでいます。

治る認知症もある

4大認知症とされる「アルツハイマー型認知症」、「血管性認知症（脳血管性認知症）」、「レビー小体型認知症」、「前頭側頭型認知症」は、まだ治すことができません。しかし、**早期に適切な治療をすれば治る認知症もあります**。3つの例を挙げます。

・外傷性脳損傷《がいしょうせいのうそんしょう》

交通事故などによる頭部への衝撃や激しい外傷によって、脳機能が低下し発症する「外傷性脳損傷」は、意識喪失やもの忘れ、見当識の喪失、身体マヒなどが現れますが、適切な治療を行えば、症状が軽減することもあります。

・慢性硬膜下血腫《まんせいこうまくかけっしゅ》

脳の細い血管が切れ、脳を覆う3種類の膜（外側から硬膜、くも膜、軟膜）のうち、硬膜とくも膜の間に血液がたまり、脳が圧迫されると「慢性硬膜下血腫」が発症します。転んで頭を打ったり、頭をぶつけたりしてケガをした後など、きっかけはさまざまです。早期に発見し、血の塊を取り除くと治る可能性があります。進行がゆっくりのため、気づかれにくいのが難点です。

・特発性正常圧水頭症《とくはつせいせいじょうあつすいとうしょう》

これは、脳の中にあって、脳を保護している液体である脳脊髄液《のうせきずいえき》が脳室に溜まりすぎて、脳を圧迫することで起こります。

認知症の症状以外に、尿失禁や歩行障害もよく見られます。早期に見つけ、脳脊髄液を抜く手術をすると、治る可能性があります。

生活習慣を見直して認知症リスクを下げる

なんらかの脳の疾患によって認知機能が障害されているが、それによって生活機能は障害されていないという状態は、日本では病気とされていません。

しかし、アメリカ精神医学会が作成している精神疾患の診断・統計マニュアル（DSM）の最新版（DSM-5）では「軽度認知障害（MCI）」と呼んでいます。

MCIでは、認知症に移行しやすい症状が現れてから5年間追跡調査をしたところ、最大で約半数が認知症になることがあるとわかっています。

世界中で診断の指針とされている世界保健機関（WHO）の国際疾病分類（ICD-10）における認知症の診断基準が改訂され、2019年5月のWHO総会で承認。いずれは日本でもMCIが病気として認定される可能性があります。

MCIのうち認知症に移行するのは、まだ研究結果に幅があり約15～40％と言われています。記憶の低下が特徴のひとつに挙げられるアルツハイマー型認知症に移行する「健忘型MCI」の場合、MCIの期間中に**有酸素運動を続けたり、人との会話や交流を保つよう努力したりすることで、認知症への移行を遅らせることができるとされます。**

最近では、健忘型MCIや軽度のアルツハイマー型認知症の認知機能低下を遅らせることのできる薬剤も開発されています。

一方、脳血管性認知症の場合は、**日々の散歩やウォーキング、バランスのいい食生活、禁煙、過度の飲酒を避けるなど、生活習慣を見直すことで、脳出血リスクを回避、結果として認知症になるリスクを低減できると言われます。**

あの言動の「なぜ？」がわかる認知症の症状

認知症の症状は「中核症状」と「周辺症状（行動・心理症状＝ＢＰＳＤ）」の２つに分類されます。

中核症状は脳細胞の一部が死滅し、高次脳機能が低下することで現れます。なお、高次脳機能には言語や認知・判断、想像、意欲、複雑な感情などが含まれます。

脳の損傷によって現れる「中核症状」

体験を覚えていられない

「記憶障害」

認知症の人に非常に多くみられる症状。「ごはんに何を食べたか」を忘れるのは加齢によるもの忘れで、認知症の場合は「食べたこと自体を忘れる」とよく言われます。認知症の記憶障害ではエピソード記憶の障害が顕著なために、体験そのものがすっぽりと抜け落ちてしまうのです。

状況がわからなくなる

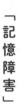

「見当識障害」

見当識は、自分が置かれている状況を理解する能力のことです。主に「時間」「場所」「人」を認識する能力を指します。

・時間の見当識障害

日時や季節を把握するのが難しくなります。時間の流れもつかみづらくなり、**自分**

が今何をすべきか、これから何をしようとしているのかがよくわからなくなります。

・場所の見当識障害

自分がいる場所がどこなのか、認識することが難しくなります。**よく知っている場所でも道に迷うようになり、重度になると家の中のトイレの場所さえもわからなくなることがあります。**

・人の見当識障害

端的に言うと、相手が誰なのかわからなくなります。それは同居している家族であっても例外ではありません。症状がある程度進んでから現れるのが特徴です。

最適解がわからない

「思考・判断力の低下」

私たちは日頃、外部からの情報を記憶と照らし合わせたり、複数の事柄を比較したりしながら思考や判断を行っています。認知症になるとこのような能力が低下します。

さらに前述の見当識障害も加わるため、**外出時に気温にあった服装を選んで身に着け**

るといったことが難しくなることがあります。

やることの手順がわからない 「遂行機能（実行機能）障害」

何かをするときに目標を決め、計画を立て、実行し、見直す能力を「遂行機能」と呼びます。

遂行機能障害が起きると、例えば、**作る料理に合わせて食材を買いそろえたり、手順に沿ってさまざまな食材を同時並行で調理したり、といった一連の行動ができなくなることがあります。** ただし、その一方で、野菜を刻むという行為自体は問題なくできたりもします。

言いたいことを言葉にできない 「失語（言語障害）」

言葉が理解できなかったり、言語表現ができなくなったりした状態を指します。あまり知られていませんが、認知症の中には、言語障害だけの時期が長く続くケースもあります。

思い通りに体を動かせない 「失行」

血管性認知症に多くみられる症状で、手足は動くにもかかわらず、以前できていた行為ができなくなった状態を指します。例えば、**服を着られなくなる「着衣失行」**、**歯ブラシやハサミなどの使い方がわからなくなる「観念失行」**、**図形の模写や時計の描画ができなくなる「構成失行」**などがあります。

人の顔や物がわからなくなる 「失認」

これも血管性認知症に多くみられる症状です。視力や聴力などの感覚には障害がないのに、対象を認知できなくなった状態を指します。

顔がわからなくなる（**全体のまとまりとしてとらえられなくなる**）**「相貌《そうぼう》失認」**、**日常的に使うものでもそれが何かわからなくなる「物体失認」**、**よく知っているはずの音を認識できなくなる「聴覚失認」**などがあります。

これらの中核症状は互いに関連し合い、影響し合っています。例えば、見当識障害は記憶障害によって、これまでの記憶との照合が難しくなることで起こります。記憶や見当識が阻害されることによって、判断力の低下が引き起こされるといった具合です。中核症状の発症時期や程度には個人差があります。ただ、同じタイプの認知症であれば、基本的に同じ中核症状が現れます。

一方、心身のストレスや周囲の環境など、さまざまな要因が影響し合って現れるものに「周辺症状（行動・心理症状＝ＢＰＳＤ）」があります。周辺症状は同じタイプの認知症であっても、人によって現れる症状が異なります。代表的な周辺症状は次のとおりです。

精神や行動に症状が出る「周辺症状」

興味や元気がなくなる

「抑うつ・無気力」

気分が沈んで憂鬱になる「抑うつ」と、周囲への関心や興味が薄れた「無気力」はいずれも、代表的な認知症の周辺症状のひとつです。**外出しなくなる、人に会おうとしなくなる、趣味を楽しまなくなる、本や新聞を読まなくなる**といった症状として現れます。

思い込みが激しくなる

「妄想」

事実とは異なることを思い込んだ状態のことを指します。具体的には**周囲の人が自**

分を非難・攻撃してくると思い込む「被害妄想」や、配偶者などの浮気を疑う「嫉妬妄想」などがあります。財布や預金通帳、現金、貴重品などを盗まれたと思い込む「もの盗られ妄想」も典型的な周辺症状のひとつです。

ないものが見える＞「幻視」

実際には存在していないものが、リアルにそこにあるかのように見える状態を「幻視」と呼びます。レビー小体型認知症に多く現れ、「部屋の中に子どもがいる」「友人が訪ねてきた」「虫が見える」など、見えるものはさまざまです。

外に出て行ってしまう＞「徘徊」

神経の障害によってじっとしていることができず、本人の意思とは無関係に歩き回ってしまうものもあれば、本人には何か目的があるものがあります。後者で多いのは帰宅願望にもとづくものです。**夕方になると、自分の家にいても帰ると言って外に出て行ってしまうことから「夕暮れ症候群」と呼ばれたりします。**目的のある徘徊を最近は「ひとり歩き」と言うようになりました。

人が変わったような言動をする 〉「暴言・暴力」

自分の欲求が満たされない、プライドが傷つけられる、強い不安を感じるなどのストレスがかかったとき、暴言・暴力が生じやすくなると考えられています。

また、暴言を吐いたり、暴力をふるったりすると、周囲の人が注目し、気にかけてくれることからそれが心理的な「報酬」となって、繰り返し行うことも知られています。

よく眠れなくなる 〉「睡眠障害」

睡眠障害には昼夜逆転、不眠、日中の眠気、夜間せん妄などがあります。せん妄とは意識レベルが低下し、気分が不安定になったり、興奮したり、幻覚が生じたりする状態を指します。昼間でも起こりますが、夜間に多くみられ、「暗さ」が関係すると考えられています。

食べない・
食べすぎる

「食行動障害」

脳の食欲中枢に障害がおよぶと、空腹感や満腹感を得にくくなり、拒食や過食が現れることがあります。**食事に毒が入っていると思い込み、食事を拒否したり、食事したことを忘れ、何度も「食事はまだ？」と要求したりすることもあります。**

また、食べ物ではないものを食べようとする「異食」が見られることもあります。原因としては、匂いや味がわからないことや、匂いや味はわかってもその意味がわからないことなどが考えられます。

性的な ふるまいをする 「性的逸脱」

他人の体にさわったり、自分の性器を誇示したり、卑猥なことを言ったりする状態を指します。性欲の亢進や抑制の欠如が原因だとされます。

また、別の欲求不満が原因となり、代替行為として起こることもあります。

意味のないものを集める 「収集癖」

周囲から見ると、なぜそんなものを集めるのかわからないと思えるものを集める行為が見られることがあります。紙おむつやティッシュペーパー、スプーン、歯ブラシなど集めるものはさまざまです。

何かを所有したいという欲求や、所有することによる喜びや安心感が動機になっていると考えられています。

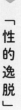

便をいじる・食べる

「弄便《ろうべん》」

認知症が進行すると便をもてあそんだり、食べてしまったりするケースが見られることがあります。

脳の障害によって、匂いや味がわからなくなっているうえ、排泄物だと理解できないことが背景にあります。そうした状況下で、おむつが気持ち悪い、残便感があるなどの不快感が重なり、便を取り除こうとするのではないかと考えられています。

周辺症状には行動症状と心理症状がありますが、必ずしもどちらかに分類できるものではなく、複雑に影響しあいながら、症状が現れます。

また、ここで挙げたのはあくまでも代表的な症状にすぎず、これ以外にもさまざまな症状があります。

家族だからこそ心がけたい「言い方」がある

家族が認知症だと診断されたら、大きな不安に駆られることでしょう。

しかし、周囲以上に不安なのは本人です。認知症になったからといって、いきなり何もわからなくなるわけではなく、むしろ初期の頃は本人にも「これまでできていたことができなくなった」という自覚があります。

「自分はいったいどうなってしまうのか」「どこか悪いのではないか」という、得体のしれない不安にとらわれることがほとんどです。

認知症が進行すると、時間や場所、人の認識が難しくなるため、さらに不安は強まります。

「自分が今、どこにいるのかわからない」「目の前の人が誰なのかわからない」という、少し想像しただけでも、足がすくむような不安に囲まれた日常を過ごすことになるのです。

怒らない・否定しない・共感する

こうした不安を少しでも解消できるよう、気持ちに寄り添った対応が求められます。必要な心構えとしては「怒らない」「否定しない」「話に耳を傾け、共感する」を意識するとよいでしょう。

認知症初期の介護ではまず、これまで通りの日常生活を過ごせるよう、それとなくサポートするのが理想です。

例えば、認知症の母親が買い物に行くたび、同じ食材ばかりをいくつも買い込んでくるとします。そこで「また同じものばかり買って！」と叱っても、本人は忘れてしまっているのですから、困惑するばかり。いやな気持ちだけが印象に残り、コミュニケーションがうまくいかなくなる可能性が高くなります。

認知症の症状は人によってさまざまです。**まずは本人にどのような症状があるのかを観察し、背景にある理由に想像をめぐらせてみましょう。**

例えば、先ほどの食材のケースでは、買い物に行くと、育ち盛りの子どもたちに食事をつくってあげていた頃の習慣がよみがえり、「おなかいっぱい食べさせてあげなくては」と考えたのかもしれません。

このようなケースでは、買い物をやめさせようとするより、定期的に冷蔵庫の中をチェックし、賞味期限切れのものを処分するなど、本人が気づかない程度、気にしない程度に、困りごとをフォローしていくことが大切です。

「コントロール」しない言い方で「ケア」をする

もっとも、そうはいってもときには理解しがたい行動に声を荒らげてしまうことがあるかもしれません。

そんなとき、意識したいのが「ケア」と「コントロール」の違いです。

「〇〇はやめて」「××にして」など、禁止や制限、強制はどんなに言い方がやわらかく穏やかだったとしても、相手をしたがわせようとしている「コントロール」に該当します。

介護が始まると、「あなたのため」「心配だから」と言いながら、相手に服従を求める行為になっていることが少なからずあります。一見、相手は受け入れてくれているかのように見えても、実はあきらめの気持ちがあるだけかもしれません。

介護には対応の難しいことがたくさんあるため、思いやりの気持ちから始まった「ケア」がいつの間にか「コントロール」に変わってしまいがちです。

良かれと思って、相手の気持ちをないがしろにしていないか、十分に気をつけたいところです。

認知症に限らず、老いとのかかわりは、プライドとの闘いでもあります。誰しも、否定的な感情をぶつけられれば、反発します。それが家族であれば、なおさらです。理解できないと思ってもまずは「なぜ、この行動をとるのか」を考え、理解した上で対応すると、本人も家族もストレスが減ります。

不安や困りごとは地域包括支援センターへ

認知症について気になることや困りごとが出てきたら、まずは地域包括支援センターに相談してみましょう。

地域包括支援センターは、専門知識を持つ職員が地域の介護・福祉関連機関と連携し、地域で暮らす高齢者の生活を支える「高齢者のよろず相談窓口」です。**認知症や介護はもちろん、健康や生活環境、家計のことなど幅広く対応してくれます。本人だけではなく、家族の困りごとも聞いてくれるのが特徴です。**認知症と診断された後はもちろん、診断されていなくても、無料で相談に乗ってくれるのでぜひ活用してください。

認知症に限らず、介護が始まったばかりの時期は、様子を見ながら家族で面倒をみようと考える人が少なくありません。しかし、高齢夫婦の2人暮らしや家族と離れて暮らしている高齢者の人もいます。また、家族と一緒に暮らしていても、家族だけでなんとかしようとすると解決策が見つかりづらくなることも少なくありません。

第三者のアドバイスをもらうことで解決策の糸口が見つかりやすくなることもあるため、**家族だけで抱え込まないようにすることが大切です**。

地域包括支援センターでは、介護保険制度についての相談にも乗ってもらえます。要支援・要介護認定のことや、介護度に応じて利用できるデイサービスやヘルパー派遣に関する相談も可能です。こうした公的機関を活用するとともに、周囲の人にも事情を伝え、地域ぐるみで見守ってもらうことも必要になります。

生活しやすい環境を整える

生活しやすい環境を整える上で強い味方になってくれるのがスマートフォン（スマホ）です。認知症を発症してから使いこなすのは難しいですが、普段からスマホを使っていれば、認知症になった後の暮らしを助けてくれる機能がたくさんあります。

例えば、道に迷うことが増えてきても、地図アプリにあらかじめ自宅の住所を登録しておけば、アプリが道案内をしてくれます。スーパーや病院など、よく行く場所を登録しておくと便利です。

また、薬を飲むのを忘れがちな人は、アラームに薬の時間を登録しておくとよいでしょう。アラームが鳴るだけだと、何をしなければいけないのかわからないため、「薬を飲む」など、やることも一緒に登録しておくのがポイントです。

他にも、スマホと連動する紛失防止タグを使って、財布やカギをすぐ探せるようにしたり、カレンダーアプリに予定を登録しておいて、前日や直前に画面に予定を表示させたりといった使い方もできます。

本人の行動を制限することなく、スマホをちょっとしたサポート役として活用することで、これまで通りに近い生活を続けることができるのです。

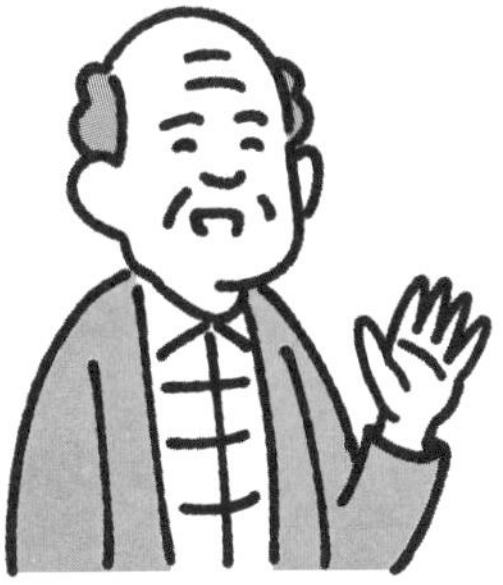

コラム 1

残る仕事の記憶

父は現役の頃、教師として長年勤めていました。

最後は校長先生として地域のために働いていた姿をよく覚えています。


そんな父が認知症になり、デイサービスに行きたがらない日が続いていました。

なだめてもすかしても頑として言うことを聞かない父に、イライラが募っていました。

そんなとき、デイサービスの方の案で、父に「〜〜を教えてほしい」「職員が困っている」などと言ってもらったことがあります。

そして実際に父はデイサービスで他の利用者さんやスタッフさんを相手に教えたそうです。


すると、あれほど嫌がっていたデイサービスに、父は張り切って行くようになったのです。

教師としての責任感や矜持が、認知症になった今でもしっかり残っているのですね。

それからは私も、「〇〇さんが〜〜を教えてもらいたがっていた」などと伝えるようにすると、今では父はデイサービスに行くのも前向きになりました。


認知症になっても父は父で、頼られると張り切ってしまう昔からの気質は残っているのだなと感じました。

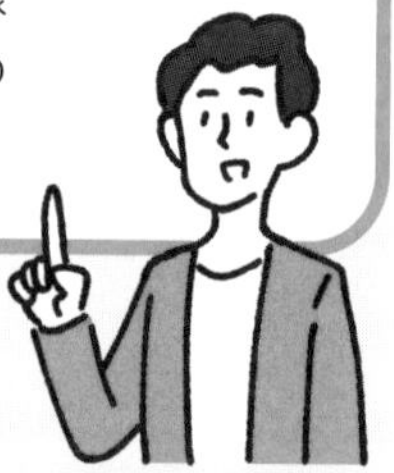

第2章

スッと伝わる言いかえフレーズ

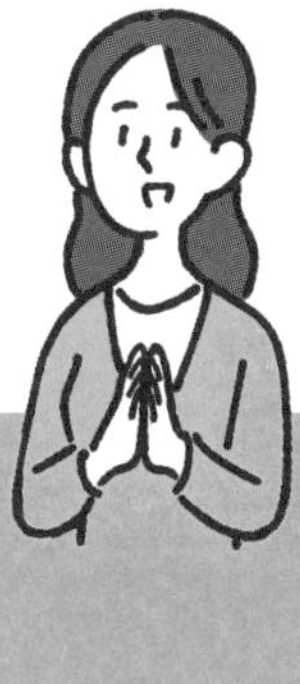

第2章では、「ついつい言っちゃう」フレーズと、それをスッと伝わる形に言いかえたフレーズを紹介します。

それぞれのフレーズは、シチュエーションごとに分かれています。

フレーズの後に続く解説には、他の言い方なども載っていますので、こちらも参考にしていただければ幸いです。

「認知症の人の心の中」では、認知症の方がその行動をする理由がわかります。

本人の気持ちがわかれば、行動の理由がわかり、周りの人がイライラすることも減らせるかもしれません。

さて、第2章は「疑い」「軽度」「中等度」「重度」の大きく4つに分かれています。

便宜上4つに分かれていますが、出てくる症状は人によってグラデーションがあります。

くっきりとわかりやすく軽度、中程度、重度と進んでいく一本道ではありません。

認知症が進むと、症状も多彩になっていきます。どういう順番で症状が起きてくるかは人によって違いがあるので、必ずしも順番通りに症状が出るわけではないですし、人によってはその症状がない人もいます。

そのため、例えば「軽度と診断されているけど、中等度に掲載されている症状が出たから、お父さんは中等度に進んでしまったんだ！」と驚かれる必要はまったくありません。

本人の症状や進行、そして何よりも気持ちに合わせて、声かけを工夫することが重要です。

本章に掲載されている言いかえフレーズが、そのヒントになれば幸いです。

疑い

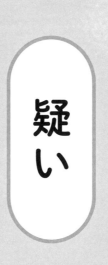

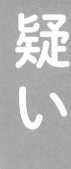

疑い

「これは年相応なのかな、それとも……？」と感じることが増えた。

「疑い」の段階では、認知症と同様にもの忘れのような記憶障害はあるものの、日常生活に支障をきたすほどではありません。

慣れた環境であれば、問題なく日常生活を続けられます。

少し困りごとは出てきているものの、病院に行って認知症の診断を今すぐ受けなきゃと思うほどでもなく、「これは年相応なのかな、でも、やっぱり変だな」と思う出来事が、「疑い」に入ってきます。

例えば、同じことを何度も尋ねてくる、家電製品が使えなくなるなどです。

そういった、他人にあまり迷惑をかけるわけではないけれども、ちょっとした失敗のような、家族としては文句を言いたくなるようなことが増えてきます。

このようなことが増えると、本人も自分は認知症なんじゃないかと心配する人も多くなります。本人も不安を感じているのです。

本人に対して、ついつい言ってしまうなと感じることが増えたら、次ページからの言いかえを取り入れてみてください。

疑い
CASE
01

同じことを何度も質問する

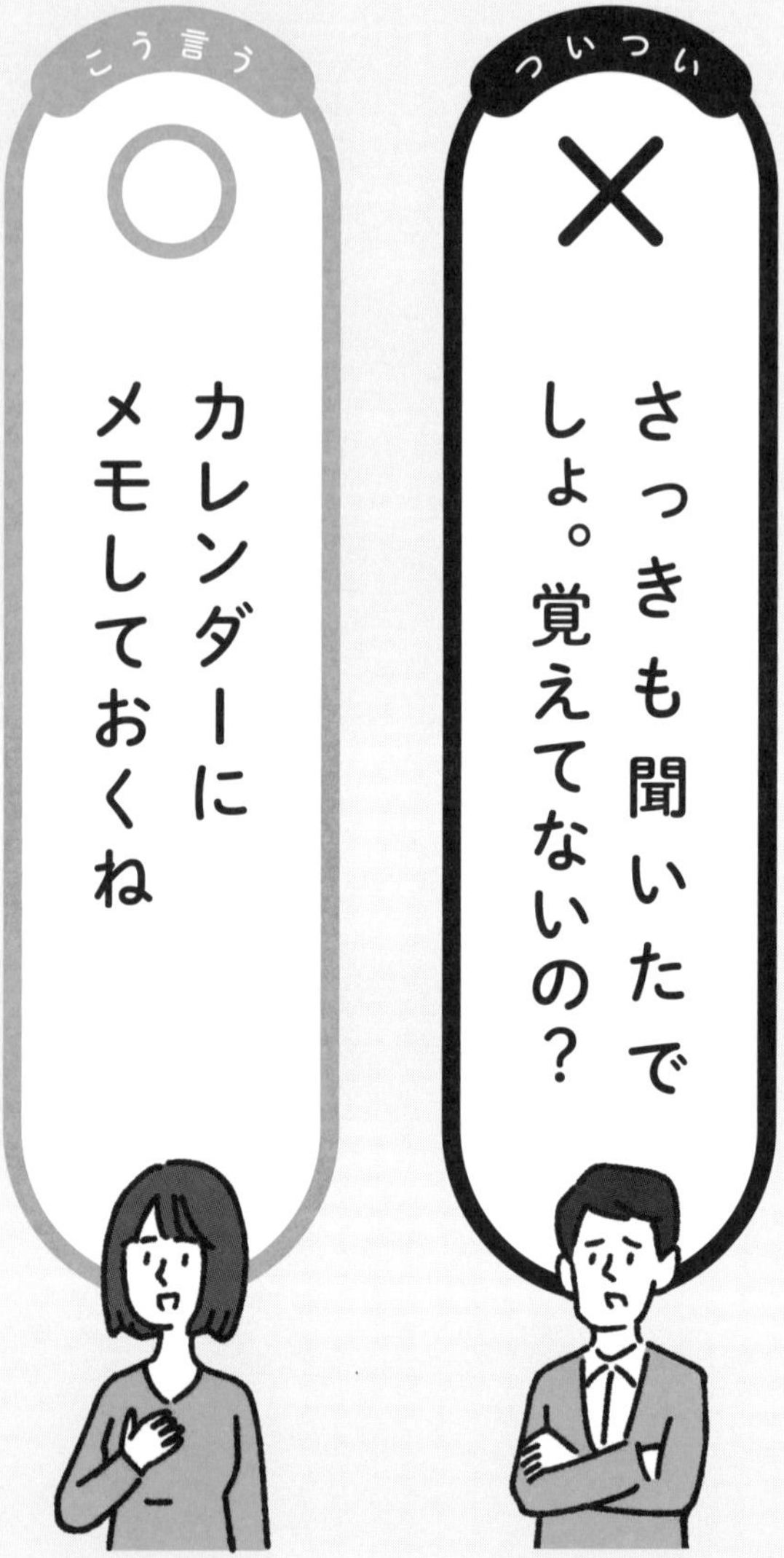
ついつい
×
さっきも聞いたでしょ。覚えてないの？
こう言う
○
カレンダーにメモしておくね

高齢になると、記憶力が衰えます。さらに、アルツハイマー型認知症では新しいできごとを覚えるのが難しくなります。ただし、質問したことや答えてもらった内容を忘れても、「何か予定があった」ということだけはわかっている。自分の記憶に自信がなく、不安でいっぱいだからこそ、身近な家族に繰り返し尋ねるのです。**対応のポイントは安心してもらうこと。**質問に対しては落ち着いたトーンで、はっきり簡潔に答えます。さらに、口頭で伝えるだけではなく、メモに書いて渡すなど、本人があとから確認しやすい工夫をすると、落ち着いて過ごせるようになることもあります。

認知症の人の心の中

予定があると言っていたけど、何だったかしら……不安だから確認しておこう

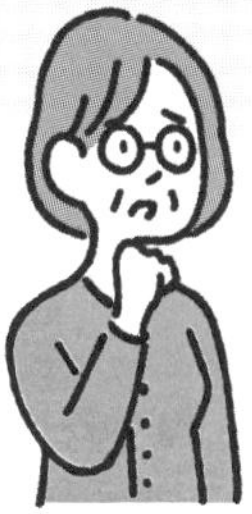

疑い
CASE
02

処方されている薬を飲まない

ついつい

×

飲まないと
病気が治らないよ！

こう言う

○

お医者さんが
飲めばよくなるって
言ってたよ

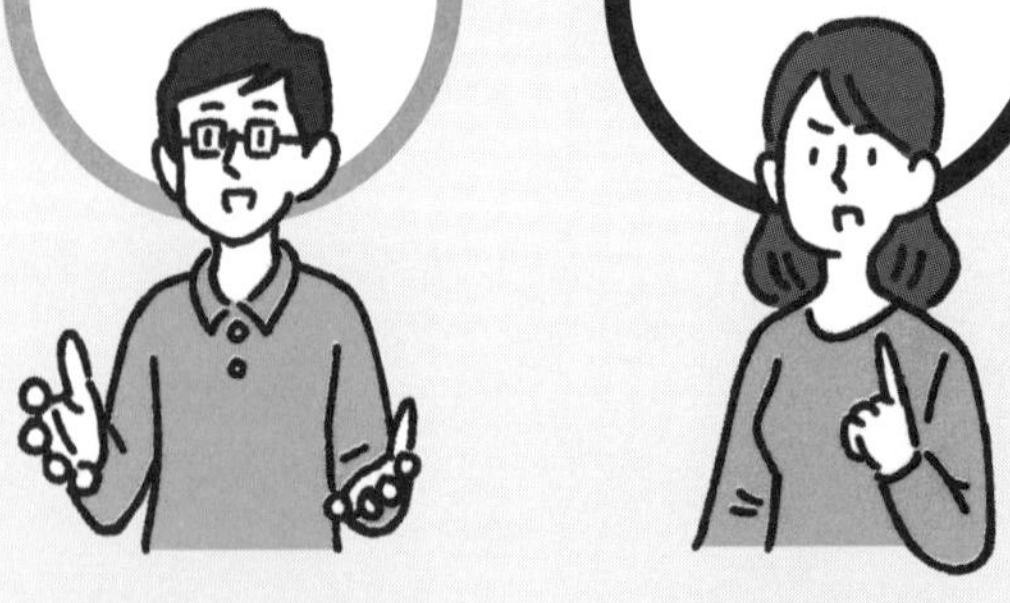

薬の量が多すぎて飲み忘れることもあれば、「効果を感じられない」と服用を中断するケース、認知症による記憶低下が原因になっていることもあります。まずは、**飲まない（飲めない）理由を穏やかに尋ねるのが最初の一歩**。理由に応じて、かかりつけ医に薬の見直しを検討してもらったり、薬局に「薬の一包化」（※）を相談したりするとよいでしょう。ポケット式の「お薬カレンダー」も便利です。

また、お医者さんの言うことはすなおに聞く傾向があるので、「お医者さんが飲めばよくなると言っていた」などと言うのもおすすめです。

※処方された薬を1回分ごとに袋にまとめ、日付と飲むタイミングを記入してくれる

認知症の人の心の中

この薬でほんとによくなるのかしら？

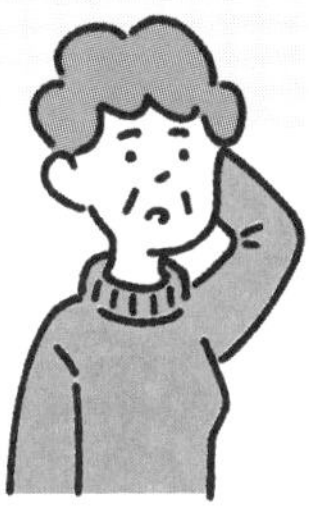

疑い
CASE
03

過去の苦労話を繰り返す

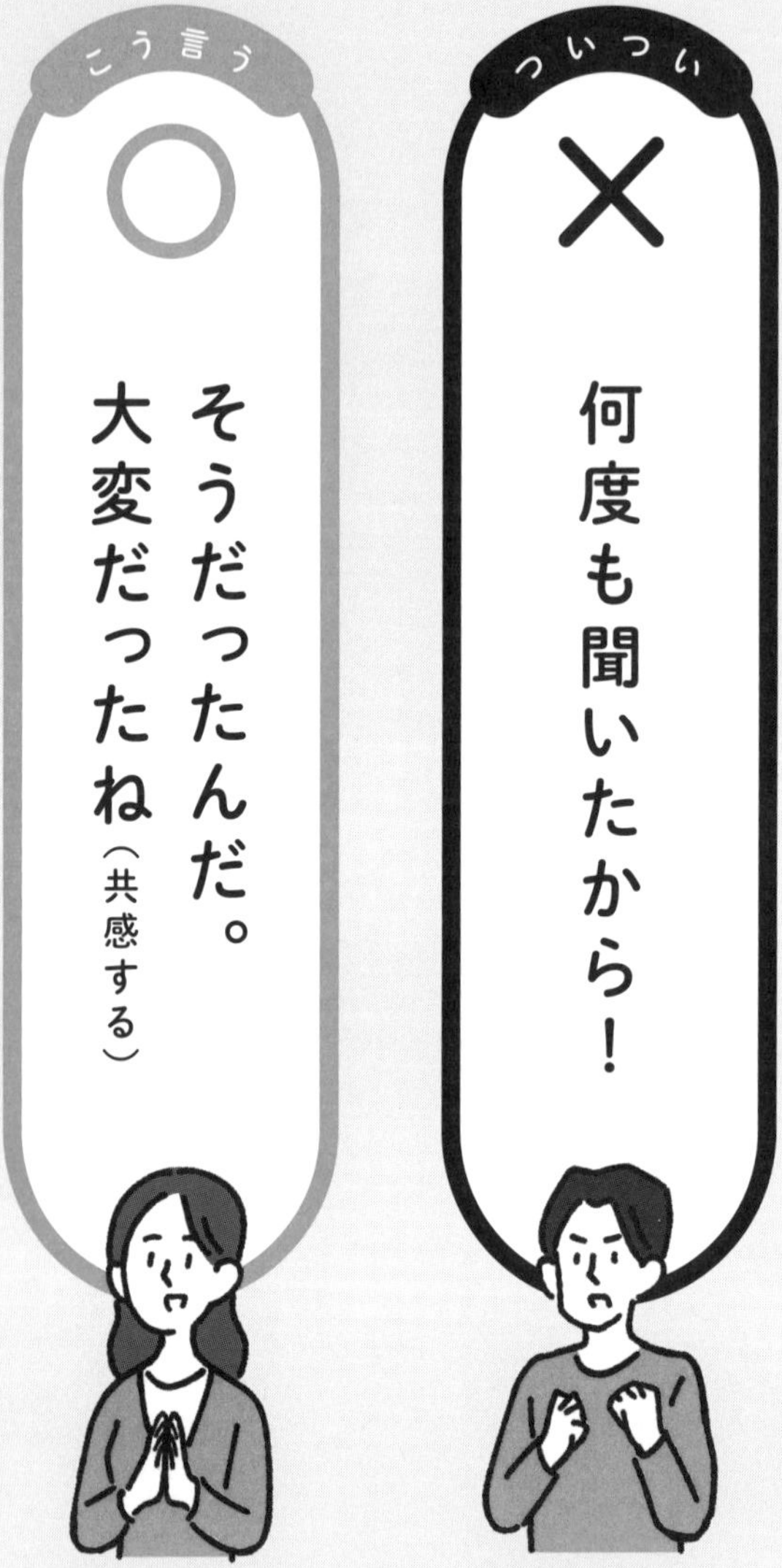
ついつい
×
何度も聞いたから！
こう言う
○
そうだったんだ。
大変だったね（共感する）

「あの時は大変だった」「私の若い頃は……」と何十年も前の話を繰り返し話す高齢者は少なくありません。記憶には「強い感情をともなうできごとほど忘れにくい」という特徴があります。また、高齢になると話題にできる目新しい経験が少ないもの。家族との話題に困り、気を遣った結果、同じ話を繰り返している可能性もあります。

いずれにしても、根底には「話を聞いてほしい」という思いがあります。**話をさえぎったり反論したりせず、「そうだったんだ」「それは大変だったね」とまずは共感。**ゆとりがあれば、その話題をきっかけに話を広げていきましょう。

認知症の人の心の中

何か話をして、この場を盛り上げよう。そうだ、私の若い頃の話がいいな

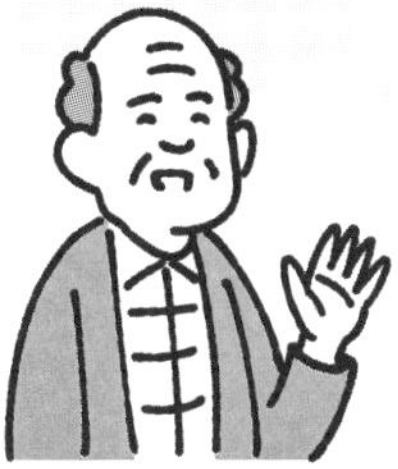

疑い
CASE 04

できないことをできると言い張る（↓家電製品が使えなくなる）

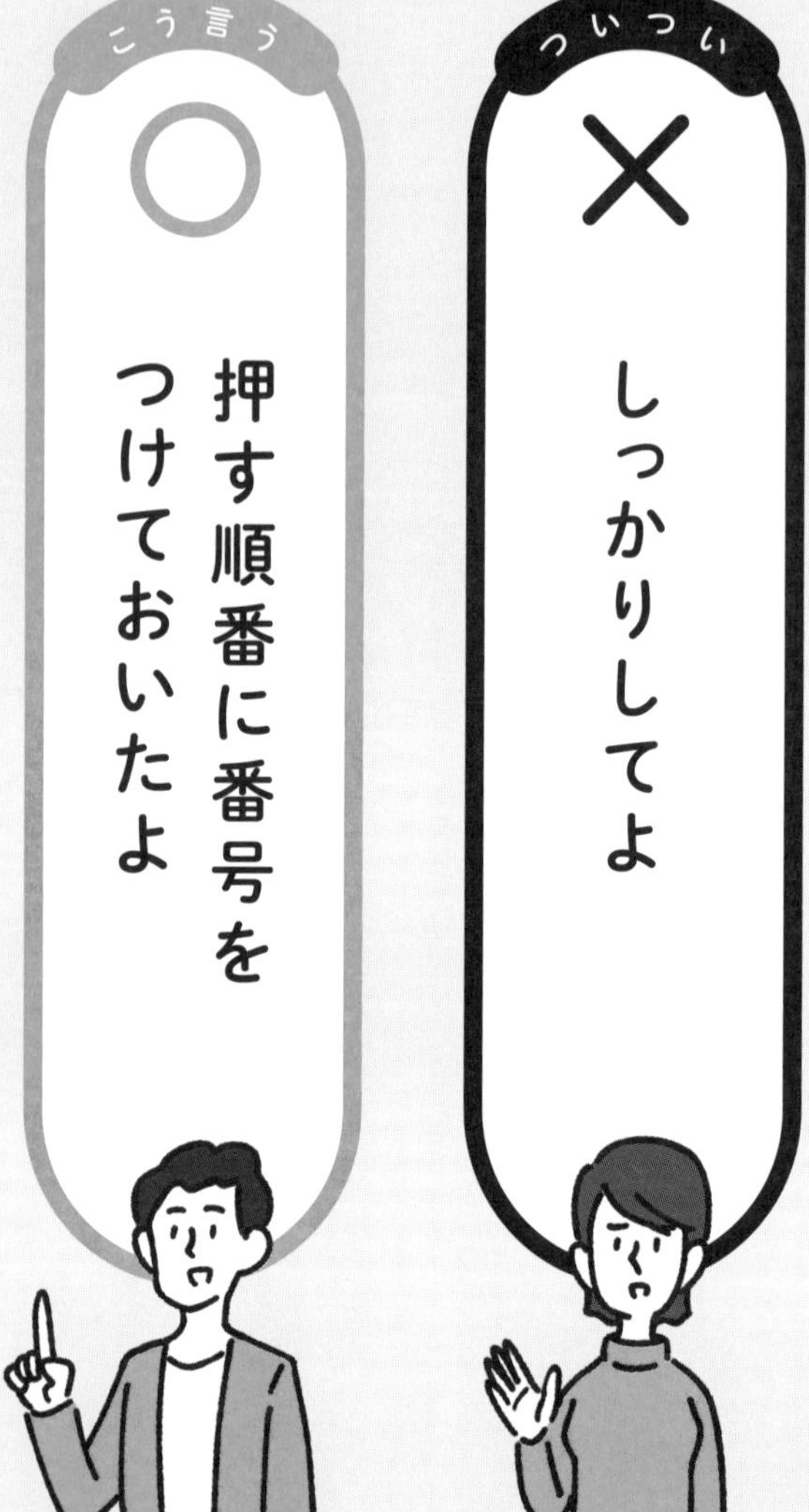
ついつい
✕
しっかりしてよ
こう言う
○
押す順番に番号をつけておいたよ

加齢とともに、家電製品の使い方を覚えるのが難しくなることがあります。目的のために段取りを立てて行動を起こす能力である「遂行機能」（↓39ページ）が衰えるためです。認知症になるとさらにその傾向は顕著になります。少しでも長く今まで通りの生活を保つには、小さなひと工夫が大切。例えば、家電製品の使わないボタンの上にはガムテープを貼るなどして隠します。**よく使うボタンを目立たせたり、ボタンが複数ある場合には、ボタンの横に①→②など順番を示すシールを貼っておいたりする**とよいでしょう。家族が「できない」と決めつけず、見守る姿勢も大切です。

認知症の人の心の中

ボタンがたくさんあって覚えられないけれど、できないところを見られたくない！

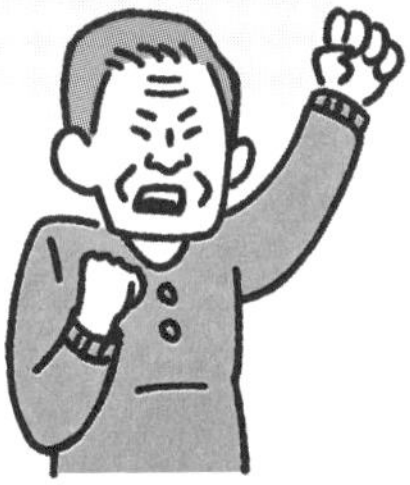

疑い
CASE
05

外出するのを嫌がる

ついつい

✕

運動不足で
病気になっちゃうよ

こう言う

○

気が向いたら
散歩にでも行こうか
（友人や孫が誘うのもおすすめ）

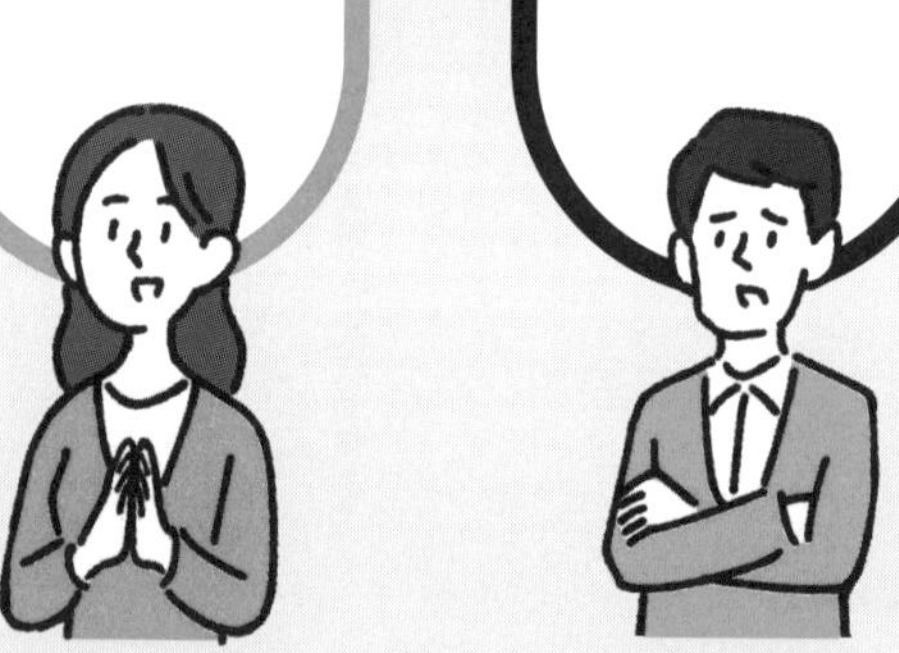

高齢になると、促進要因になる外出時の「楽しみ」よりも、抑制要因になる「面倒」のほうが勝ることが少なくありません。さらに認知症になると外界の情報を一時的に記憶し、処理をする「ワーキングメモリ」が低下します。その結果、人に話しかけられてもどう対応したらわからず戸惑うといったことが増え、外出や人づきあいを避けるようになったのかもしれません。そんなとき、**無理に外に連れ出そうとするのは逆効果**。散歩やウォーキングなど本人が外出したくなる理由を探してみましょう。親しい友人やお孫さんに誘ってもらうのもおすすめです。

認知症の人の心の中

人に話しかけられるとどう返答したらいいかわからないし……家にいるほうが楽だな

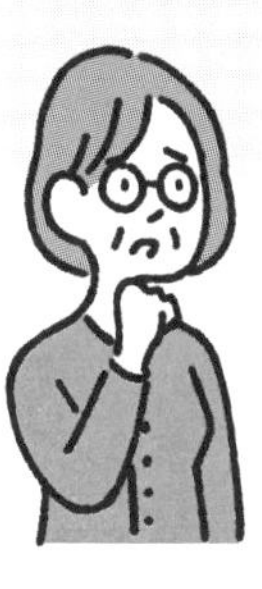

疑い

CASE 06

約束をすっぽかす

ついつい

✕

約束したんだから
ちゃんとやって！

こう言う

○

今から〇〇を
お願いしてもいい？
（できる範囲のお願いをする）

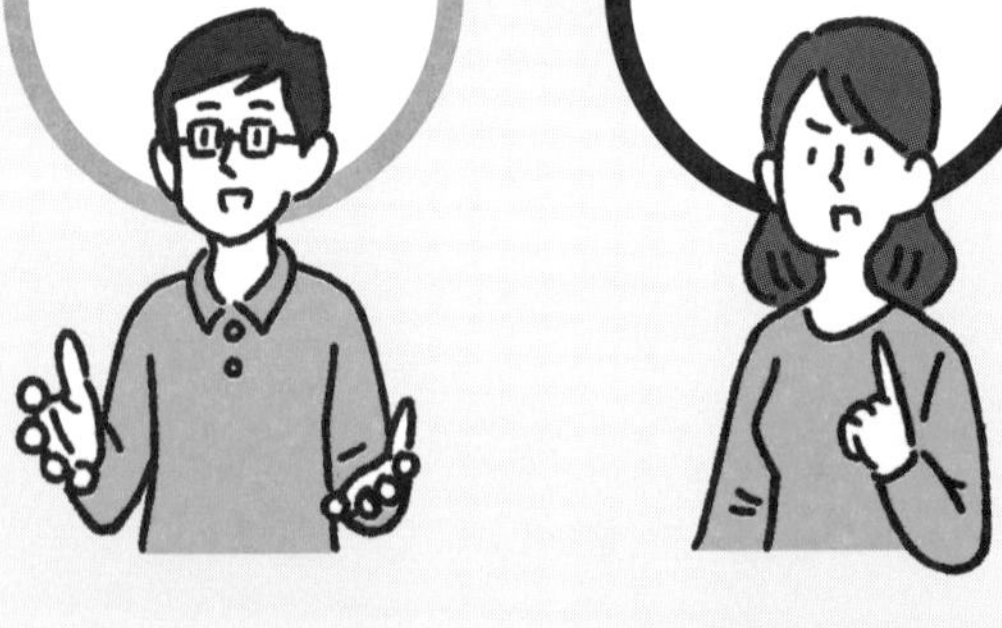

認知症になると、約束しても、その記憶がすっぽり抜け落ちてしまうことが起こります。家族は約束を破っても平然としている姿にショックを受けますが、体験したできごとが全体的に記憶から抜け落ちるのはアルツハイマー型認知症のもの忘れの特徴です。**本人は約束したこと自体を忘れているので「悪いことをした」という自覚がなくて当然なのです。**問い詰め、責め立てても本人にとっては身に覚えのないこと。「約束したんだから、ちゃんと保育園のお迎えに行って」と責めるのではなく「今、一緒に遊んであげて」など、できることを一緒に探していきましょう。

認知症の
人の
心の中

え、なんのこと？　約束？
そんなの知らないのに……
何を怒っているの？

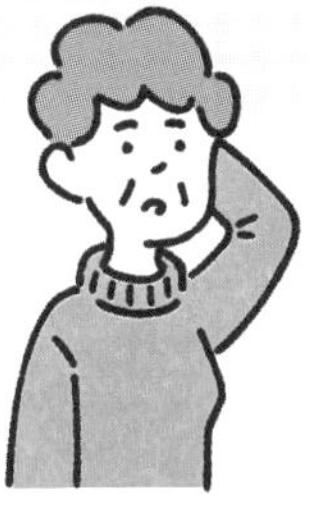

疑い
CASE
07

電気や火を消し忘れる

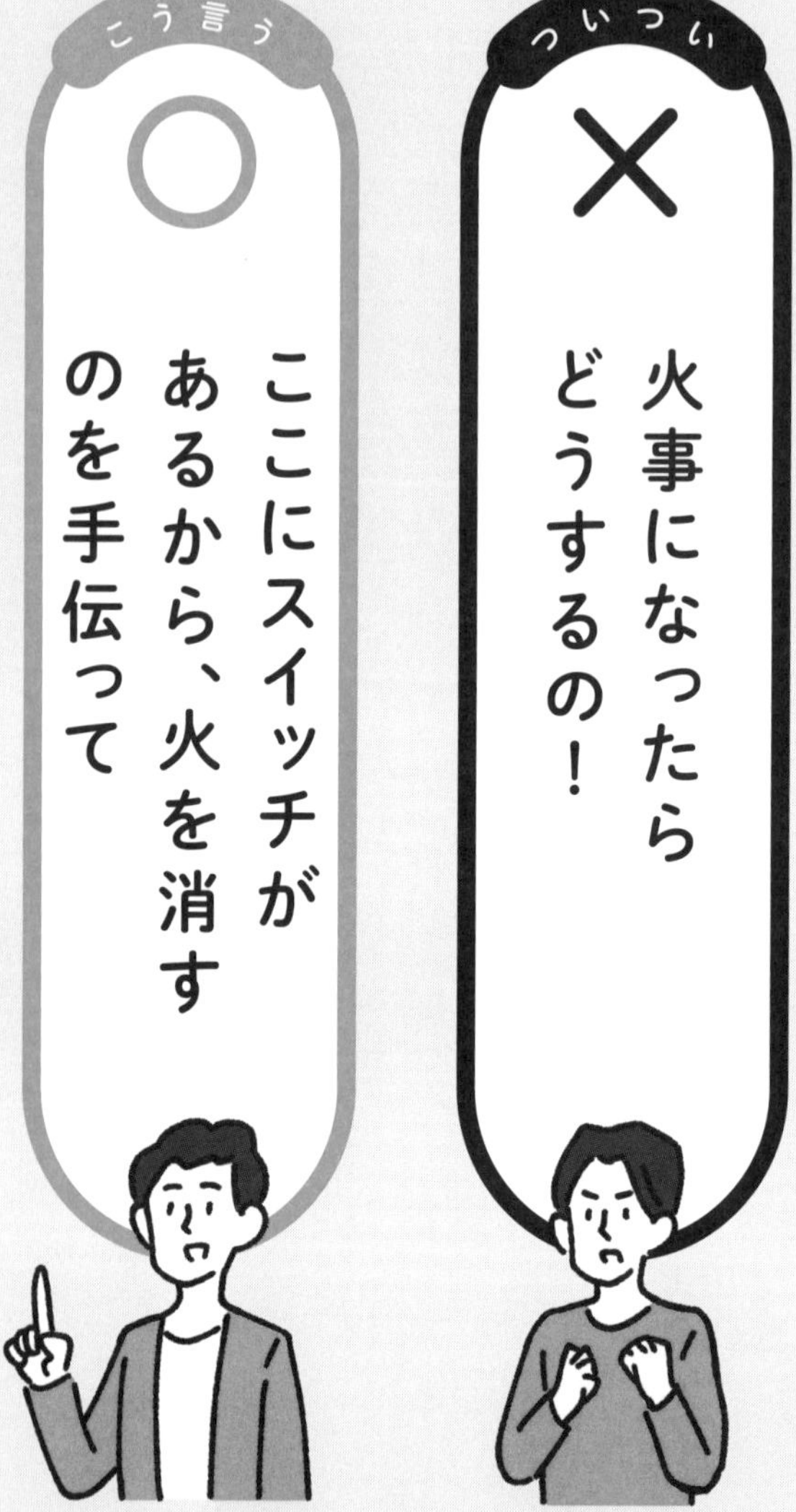
ついつい
✕
火事になったらどうするの！
こう言う
○
ここにスイッチがあるから、火を消すのを手伝って

電気の消し忘れや火の消し忘れは、認知症の人によく見られる症状です。電気をつけたことを忘れたり、ガス台の火をつけたことを忘れたりしてしまうのは、**他のことに注意が向いてしまい、その直前に行っていたことを忘れてしまう**からです。

これは記憶における遅延再生の障害といい、行動の途中に妨害（干渉）が入ると、その前のことを忘れてしまうのです。行動を注意したり、正そうとしたりするよりも、一緒に住む家族が気をつけるようにすることが必要です。「火を消すから手伝って」などと言って誘ってみてはいかがでしょう。

認知症の人の心の中

私がつけたの？ そんな覚えはないけれど、叱られるのは嫌だから言う通りにしておこう

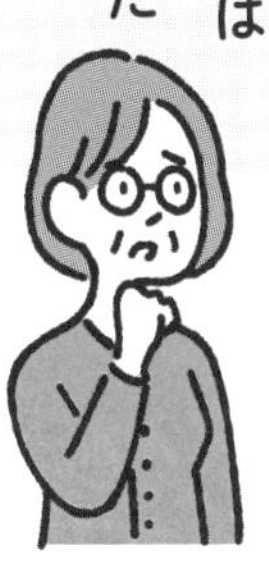

疑い のまとめ

□ 同じことを何度も質問されたら、カレンダーにメモしておく

□ 薬を飲まないときは、お医者さんの権威を借りる

□ 過去の話を繰り返すときは、まずは共感する

□ 外出するのを嫌がるなら、無理に連れ出さずに行きたくなる工夫をする

□ 電気や火の消し忘れは、「消すのを手伝って」と誘ってみる

疑いの段階で重要なのは、不安を取り除いて安心してもらうこと。記憶があいまいになることで本人は不安を感じていますので、それをあおるような言い方（認知症なんじゃないの？　など）には気をつけましょう。

家族に余裕がなくなってしまうときもあるかもしれませんが、話をさえぎったり、反論・批判したりせず、共感を大切にすることの重要性も覚えておいてくださいね。

軽度

軽度

「今までできていたことができない」「元気がない」と感じることが増えた。

単なるもの忘れのレベルではなく、直前の出来事を忘れたり、同じことを何度も聞き返したりするようになります。

例えば、本人が買い物に行くときに「○○を買ってきて」と言ったのに忘れる回数が増えてきた、気温に合った服装を選ぶことができなくなる、などです。

認知症の症状でよくイメージされる、食事したことを忘れて「さっき食べたでしょ」と言われるケースも、この段階で見られるようになります。

また、うつの症状のように、無口になったり、無気力になったりもします。これは、記憶障害によって人づきあいが難しくなることが原因の場合もあります。これまでの趣味に関心がなくなる、などの症状も見られます。

家事や仕事ができなくなるなど、これまでの日常に支障が出て、できないことが増えるにつれて自信を失い、感情表現が乏しくなったり、意欲が減退したりすることもあります。

軽度
CASE 08

同じものを何度も買ってくる

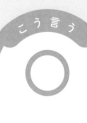

ついつい

✕

もう買わないで！
なんでいつも同じ
ものばかり買うの

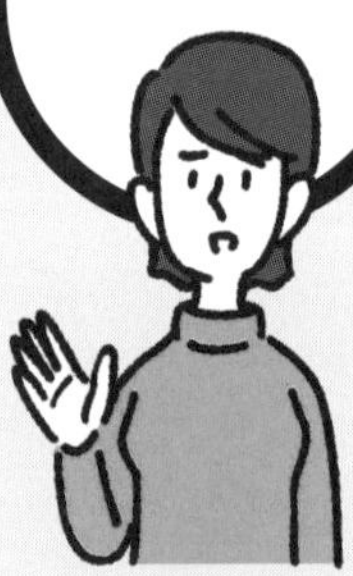

こう言う

○

同じものが
たくさんあるから
メモしておこうね

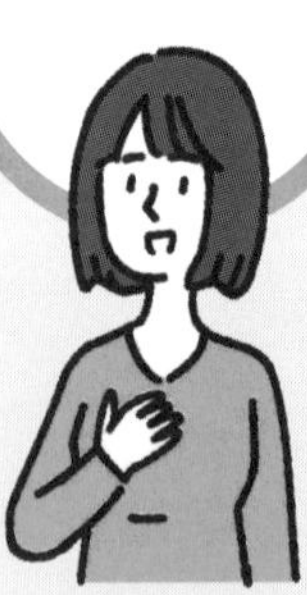

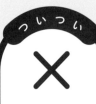

同じことを何度も繰り返し注意するのは家族にとって非常につらいものです。つい声を荒らげてしまうのも無理ありません。しかし、認知症の人は新しい出来事を覚えることができません。**覚えていないけれど、「牛乳を買わなければ」「パンがないと困る」という不安に駆られて買い物をする**のです。記憶に障害がある認知症も、強い負の感情は記憶に残りやすいと言われます。つい、怒ったり怒鳴ったりしてしまったときはすぐに笑顔を見せましょう。作り笑いでかまいません。笑顔で「同じものがたくさんあるからメモしておこう」など、前向きな対処法を提案してみましょう。

認知症の人の心の中

もう牛乳がなくなっていたから、買っておかなくちゃ。牛乳を切らしたらたいへん

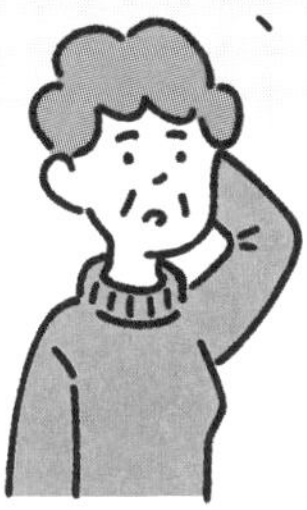

軽度
CASE 09

暑い日に厚着をする／寒い日に薄着をする

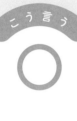

ついつい

✕

熱中症になるから
脱いで

こう言う

〇

汚れてきたから
洗濯しようね

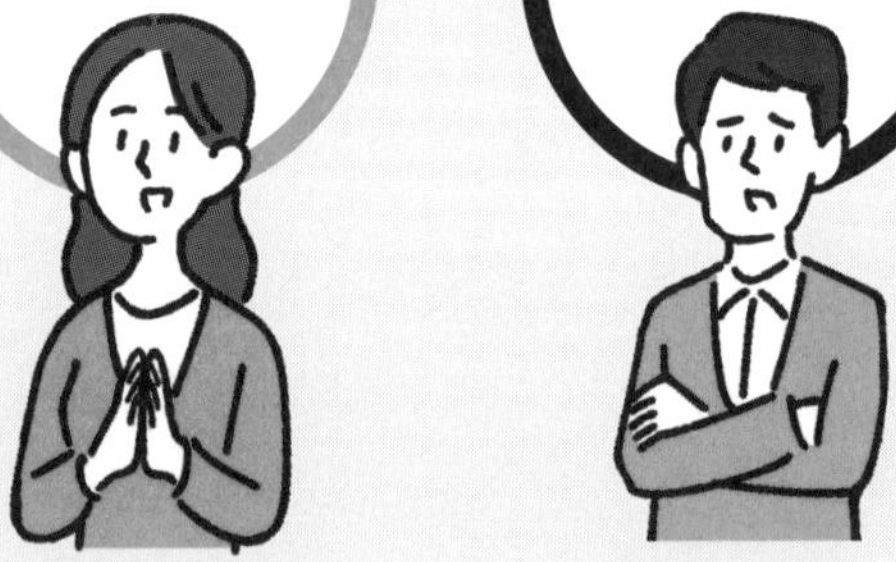

一般的に、加齢とともに暑さや寒さを感じづらくなると言われています。認知症では、見当識障害で季節がわからなくなっている上に、五感の機能が低下し、さらにその傾向が強くなります。かといって、無理やり服を脱がせたり、着替えさせたりするのは禁物です。**本人は季節に合った服を着ていると思っているので、驚きや恐怖を感じ、抵抗するのは当然のこと。**「汚れてきたから洗濯しましょう」「寝巻に着替えましょう」など理由がわかるように説明し、落ち着いたら着替えを手伝うようにします。着てほしくない服は、本人の目につかないところにしまっておくのも一案です。

認知症の人の心の中

今日はちょっと肌寒いから暖かい服を着よう。え、暑くなんてないぞ？

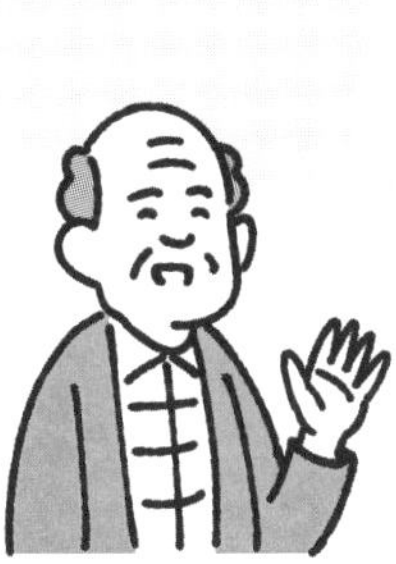

軽度
CASE
10

トイレを手伝わせてくれない

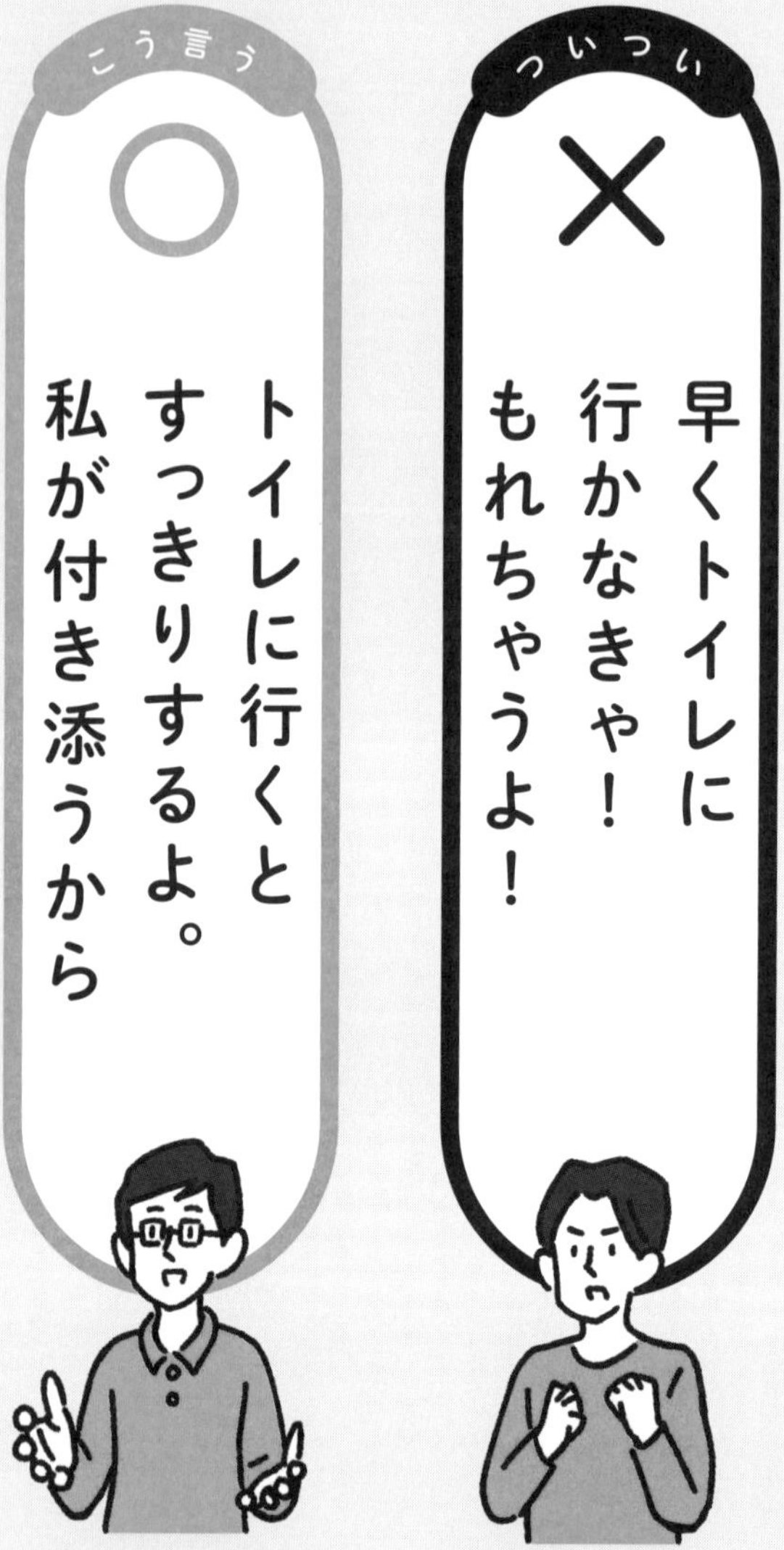
ついつい
×
早くトイレに
行かなきゃ！
もれちゃうよ！
こう言う
○
トイレに行くと
すっきりするよ。
私が付き添うから

トイレに行くというのは極めてプライベートなことなので、認知症の人でも他人に言われると恥ずかしく感じたり、余計なお世話と思ってしまったりすることがあります。また、**他の人に聞こえるような大きな声で言われると、さらに否定的な気持ちになってしまいます。**トイレのような個人的なことを、他人に急かされることで自尊心が傷ついてしまうこともあります。あるいは、自分では尿意や便意を感じにくい認知症の人も多いため、自分の行動を他人に支配されるような気持ちが湧いてしまうこともあります。本人の共感を得ることと、自尊心に配慮することが大事です。

認知症の人の心の中

トイレくらい自分でできる! 関係ないのに余計なお世話だ

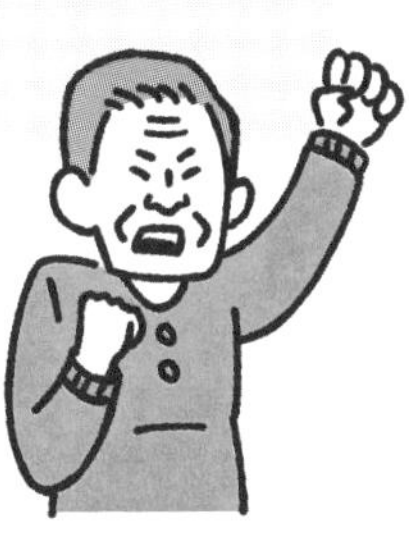

軽度
CASE 11

無口になる

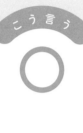

ついつい

✕

人と話さないと
ボケるよ

こう言う

○

一緒に
公園に行こうか
（マイペースにできることを誘う）

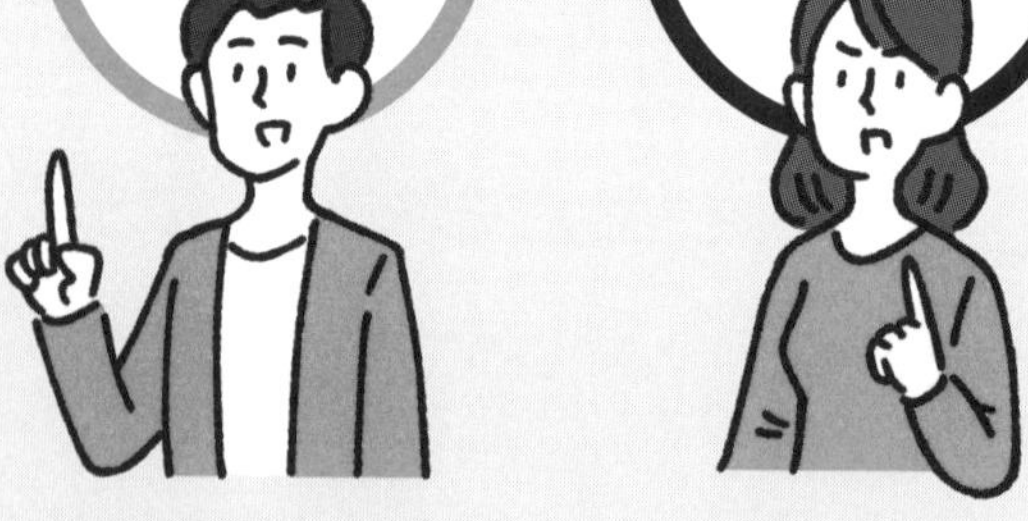

高齢になるとうつ症状が現れることも多く、認知症の症状と見分けがつきづらいのですが、認知症の人の意欲低下には記憶障害が関係しています。認知症になると外界の情報を一時的に記憶し、処理するワーキングメモリが低下します。そのため、これまで当たり前にできていた人づきあいが難しくなります。その結果、外出を避けるようになります。そんなとき、励ましたり、無理に外に連れ出したりするのは禁物。**散歩やウォーキング、植物栽培などマイペースにやれることをさりげなく誘ってみては。**うつ症状がひどかったり、長引いたりする場合には専門家の受診をおすすめします。

認知症の人の心の中

人にうまく返事ができなくて、変な雰囲気になっちゃうのが気まずくていやなの……

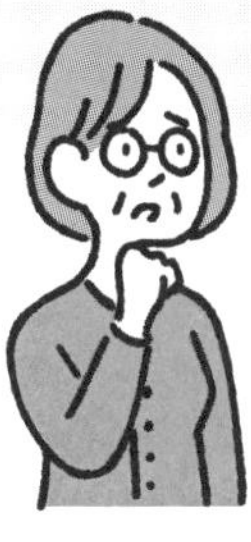

軽度
CASE 12

無気力になる・無趣味になる

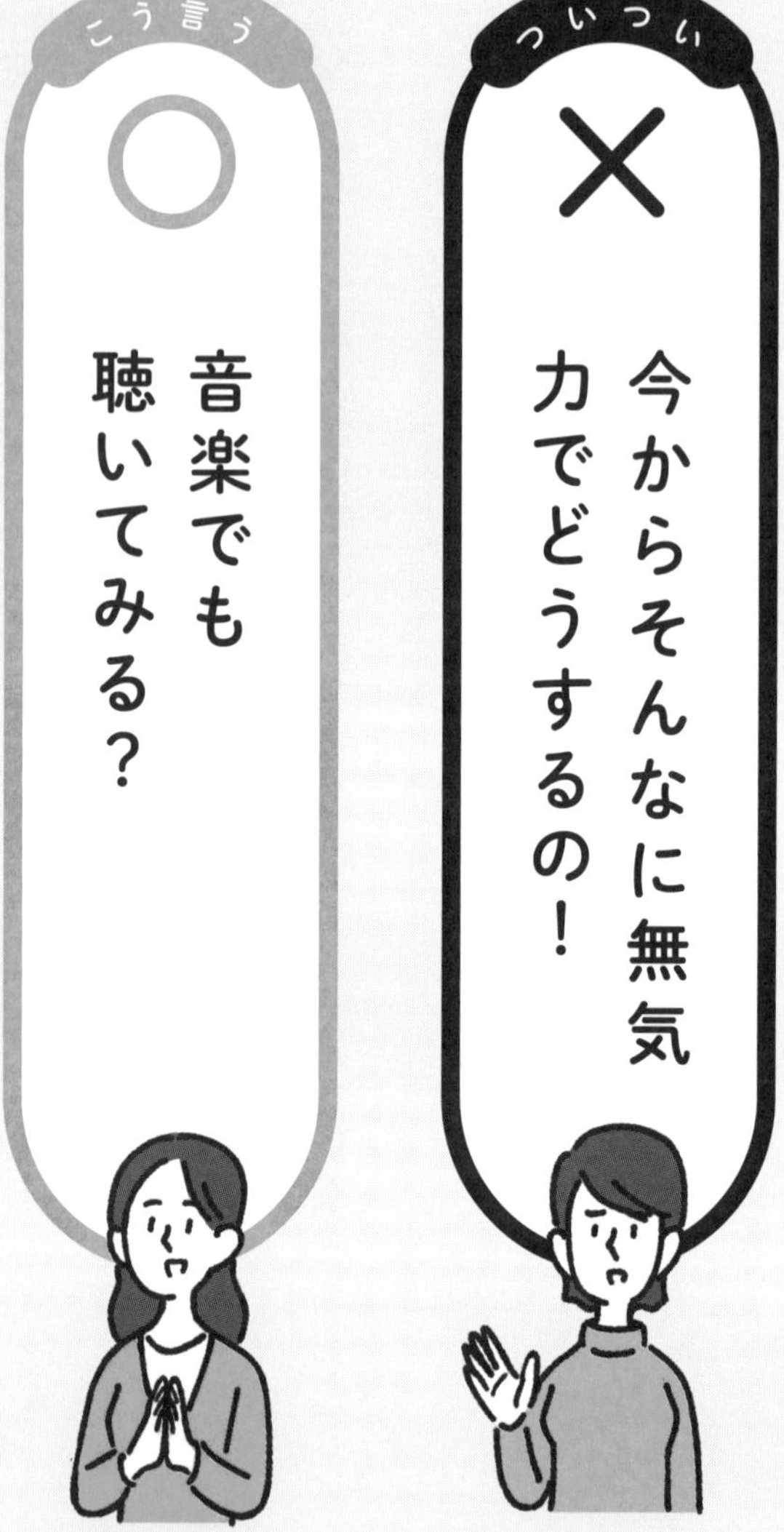
ついつい
✕
今からそんなに無気力でどうするの！
こう言う
○
音楽でも聴いてみる？

認知症の人は、外界の情報を一時的に記憶し、処理をするワーキングメモリが低下するため、何かに興味を持ったり感動したりすることも減っていきます。しかし、**ワーキングメモリが低下しても、山や海など圧倒的に存在感のある風景やシンプルな音楽には感動することが多いようです。**こうしたものに触れる機会を積極的につくっていきましょう。配偶者や友人、ペットの死など喪失感を強く抱えると、うつ症状が現れることも。「死にたい」と頻繁に口にする人もいますが、「そんなことを言ってはダメ」と頭ごなしに否定せず、悲しみやつらい気持ちに寄り添うことが大切です。

認知症の人の心の中

**何もしたくない……
めんどうだ……
もうダメだ……**

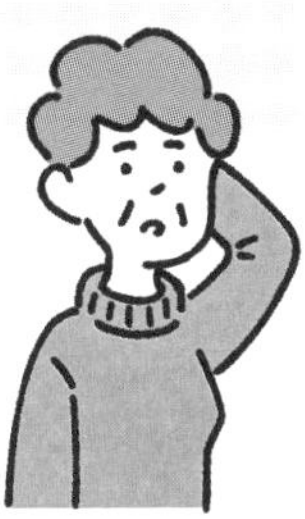

軽度
CASE
13

昼と夜が逆転する

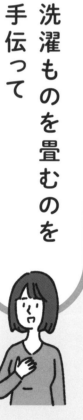

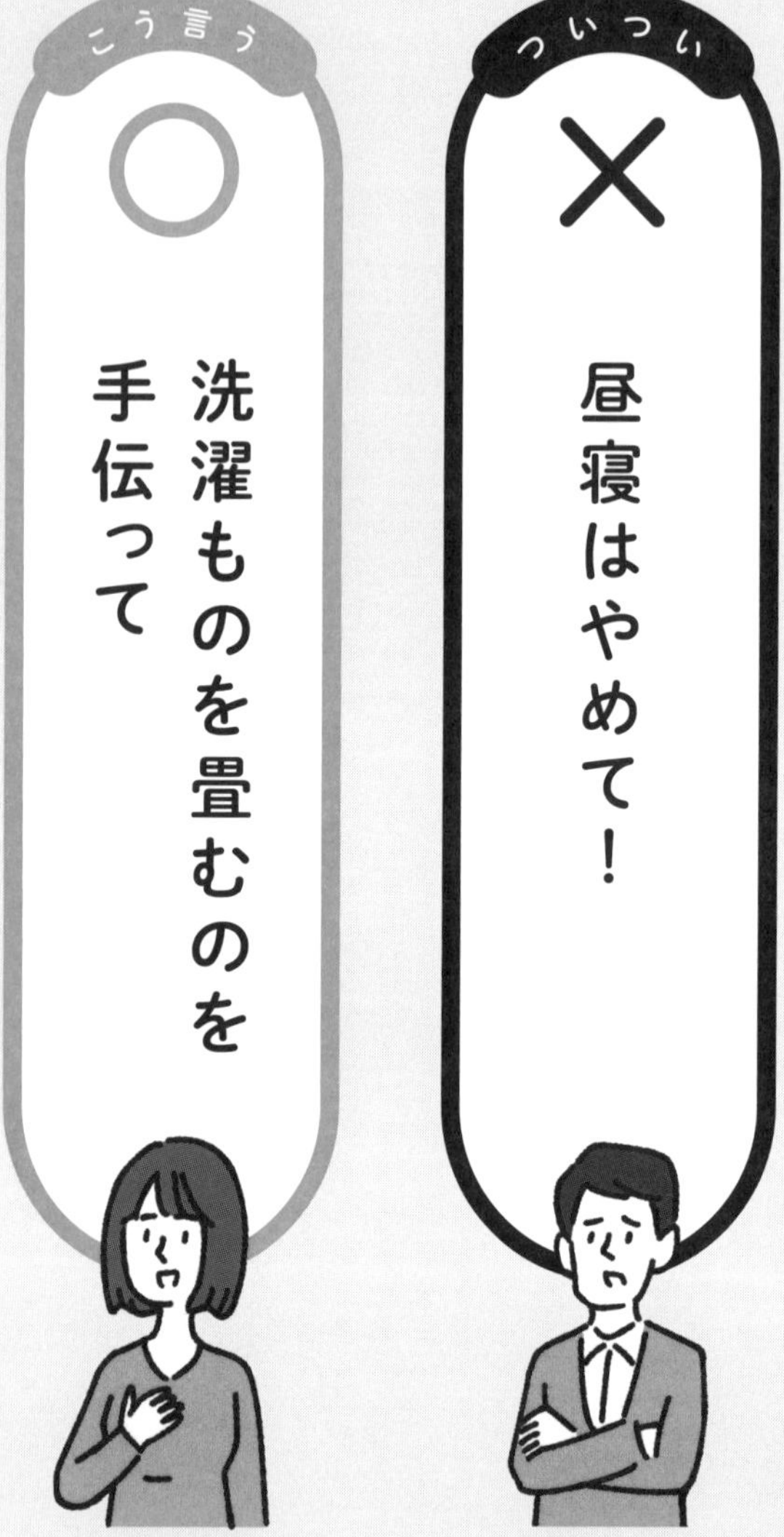

ついつい

昼寝はやめて！
こう言う

洗濯ものを畳むのを
手伝って

高齢になると、昼間にうつらうつら眠る代わりに、夜になると外出したがるなど、昼夜逆転が起きやすくなります。日中の活動量が増えると、夜間に眠りやすくなるのでデイサービスに行ったり散歩をしたりなど、軽い運動をするのも効果的です。ただ、**気をつけたいのが「認知症の人をコントロールしようとしていないか」という視点です。**「昼寝をやめてほしい」は介護する側の視点で、無理やり起こされたほうは機嫌が悪くなるのは当然のこと。気乗りしないことを無理にすすめるのではなく、「自分の役割」だと感じることを分担してもらい、日中の活動量を増やすことを目指しましょう。

認知症の人の心の中

気持ちよく眠っていたのに、なんで起こすんだ！

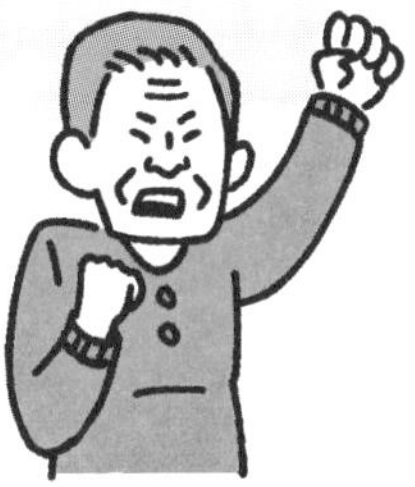

軽度
CASE 14

際限なく食べ続ける

ついつい

✕ さっき食べたばっかりでしょ！

こう言う

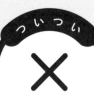

○ お茶でも入れようか
（食事をとったことをわかりやすくする）

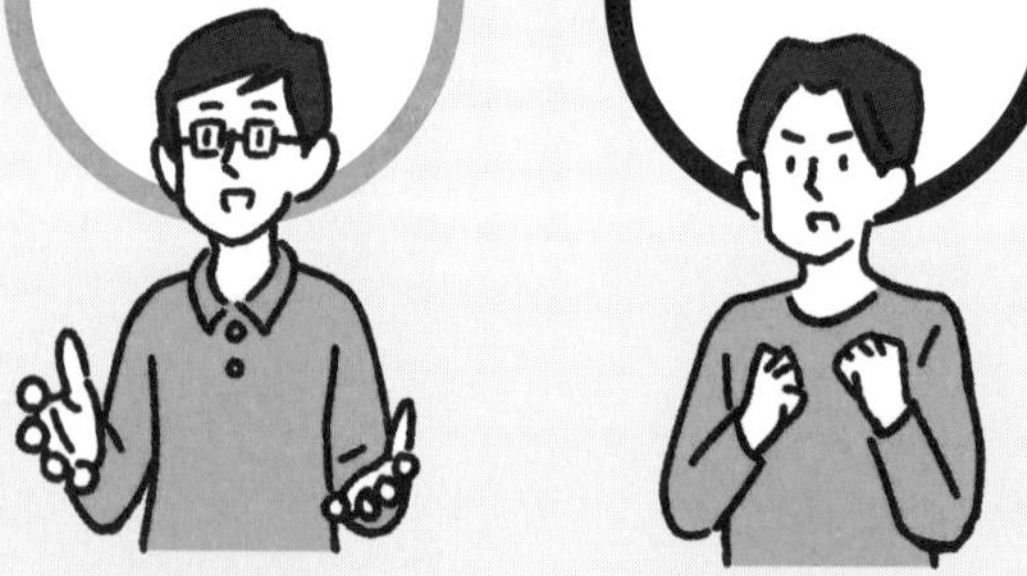

おいしいものを食べるのは、変化の少ない暮らしの中で最大の楽しみです。そう考えると高齢になるにつれ、食べ物に執着するのは無理のない話かもしれません。しかし、食べたばかりなのにまた食べたがるような場合、脳内の食欲中枢に障害が及んでいる可能性があります。こんな場合は「料理を小分けにして出す」「テーブルには1食分しか出さない」「ワンプレートの食器に変える」など、視界に余計な食べ物を置かないようにします。**食後はテーブルの食器をすぐに片付けず、お茶などを飲みながらゆっくり過ごすと、食事をとったことが理解しやすくなります。**

認知症の人の心の中

この味が好きなんだから、たくさん食べたい!

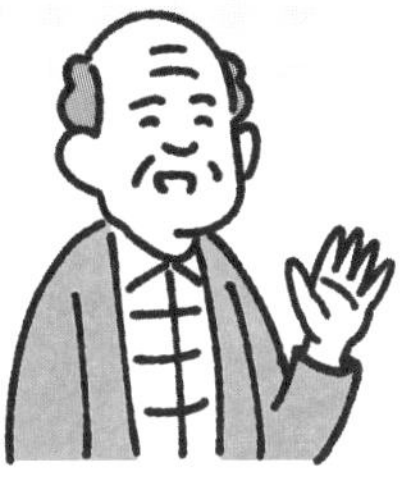

軽度

CASE 15

会計をせずに、商品を持って帰る

ついつい

✕

万引きは犯罪だよ

こう言う

○

これが欲しかったんだね

（お店に根回ししておく）

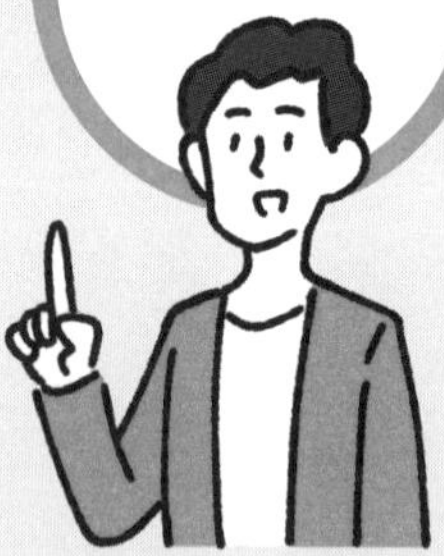

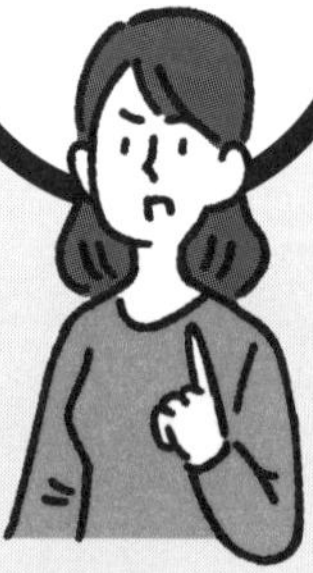

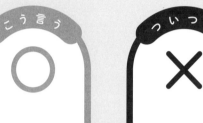

万引きは、前頭側頭型認知症に多く見られる症状です。前頭葉や側頭葉の萎縮によって衝動が抑えきれなくなり、「欲しいからとっただけ」と悪びれないのが特徴です。アルツハイマー型認知症の場合、お金を払ったかどうかを忘れ、商品を持って帰ってきてしまうことが多いようです。**本人は万引き行為はもちろん、お店に行ったことさえ忘れている場合があります。**被害額を支払うのはもちろん、店や警察に認知症であることを説明し、その上で本人が現れたら注意を払ってもらえるよう、お願いするといいでしょう。必ず行く店があれば、まとまった額を先払いしておく方法もあります。

認知症の人の心の中

万引きなんてしてないし、欲しい物を持って帰ってきただけよ

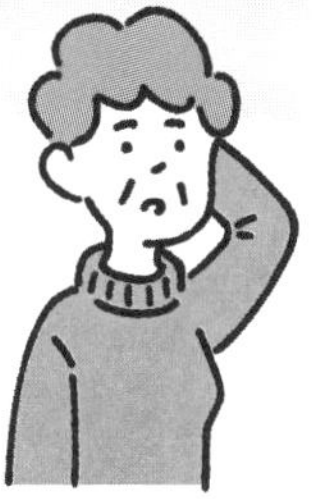

軽度
CASE
16

汚した下着を隠している

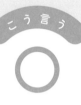

✕ ついつい

どうして隠すの!?

○ こう言う

トイレの場所をわかりやすくするね

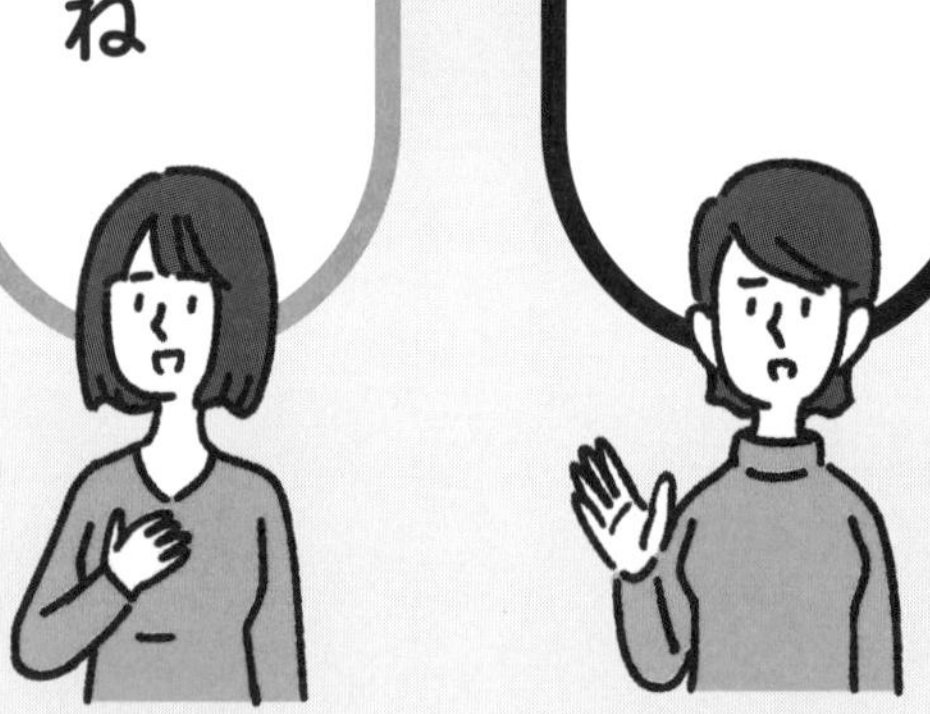

高齢になるとトイレが近くなるのは誰にでも心あたりがあることです。元気な人でも咳やくしゃみでもらしてしまうこともあります。**「失敗したことを認めない」「汚した下着を隠す」などの行動は、恥ずかしいという気持ちの表れ。**見つけた家族は驚きますが、失敗を責めても改善しません。認知症による見当識障害でトイレの位置がわからなくなっているようなら、トイレまでの経路を目につきやすい場所に貼り紙をして示すなど、トイレの場所をわかりやすくします。タイミングを見計らってトイレに誘導するなど、トイレの失敗自体を減らす工夫を続けてみましょう。

認知症の人の心の中

**ああ、トイレを失敗したなんて
家族に知られたくない……
恥ずかしい……**

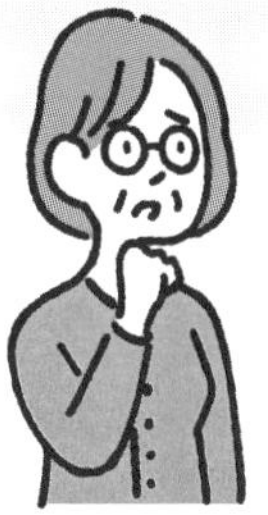

軽度 のまとめ

□ 同じものを買ってくるなら、メモを残しておく

□ 服装を注意するときは、理由がわかるように説明する

□ トイレのお世話は、相手の自尊心を尊重する

□ 無口、無気力になったら、強制せずに散歩などに誘う

□ 食事したことがわかるように、お茶を飲みながらゆっくりする

軽度の段階で重要なのは、わかりやすく説明すること。本人は、気温に合った服装をしていると思っているし、本当に食べていないと思っているので、それを否定するのではなく理由を説明するのが得策です。

また、記憶は薄れていっても、感情は残ります。トイレのお世話などは特に、プライドを傷つけることなく、大人同士の配慮を持って接しましょう。

中等度

中等度

日常生活が困難に。さまざまな場面でサポートが必要になってくる。

軽度から中等度に差しかかってくると、さまざまな問題が出てきます。例えば、お風呂に入らない、ものやお金を盗られたと妄想する、徘徊（ひとり歩き）をする、ゴミをため込むなど。

軽度の頃よりも記憶障害が加速し、新しい出来事が覚えられなくなります。軽度の頃には役に立ったメモも、その存在自体を忘れてしまいます。

このように日常生活に支障をきたすため、自立した生活は難しくなり、多くの場面でサポートが必要になります。

ただし、記憶は残らなくても感情は残ります。

デイサービスなどのサポートも検討しながら、家族のコミュニケーションが少しでもうまくいくように、認知症の症状とうまく付き合っていきましょう。

中等度
CASE
17

薬を何度も飲もうとする

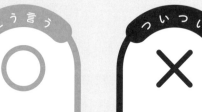

ついつい

✕

もう飲んだでしょ

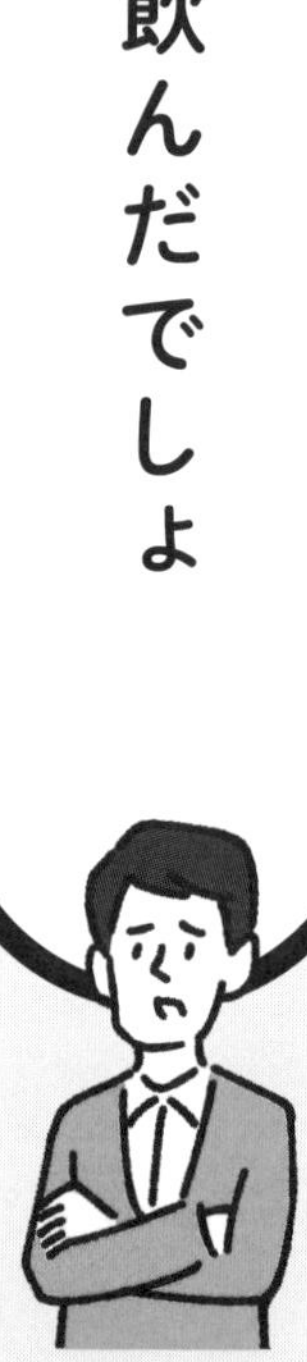

こう言う

○

（サプリメントを渡して）

これを飲もうね

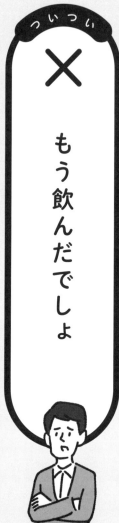

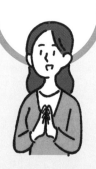

薬の飲み忘れ自体は誰しも経験することですが、認知症によって記憶力や判断力が衰えると、薬を飲んだという行為自体を忘れてしまいます。家族が飲んだ薬のＰＴＰ包装を見せ、客観的な事実を示しても、本人は「飲んでない」という認識のため、納得してもらえないこともしばしばあります。**「飲んだ」「飲まない」という口論はかえって執着心を増します。**こういうケースでは服薬しても害のないサプリメントなどを渡し、「薬を飲まなければ」という執着を取り除くのが得策。過剰服用を防ぐためのプラセボ（偽薬）もあります。医師や薬剤師に相談してみるとよいでしょう。

認知症の人の心の中

今日はまだ薬を飲んでないんだった！　薬は忘れずちゃんと飲まないとな

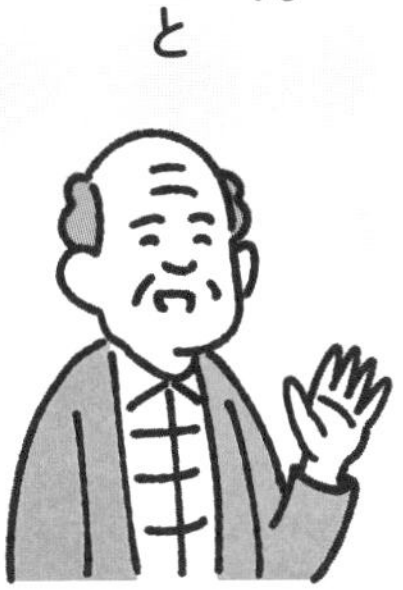

中等度
CASE
18

デイサービスに行きたがらない

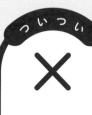

ついつい

×

行かなきゃダメだよ

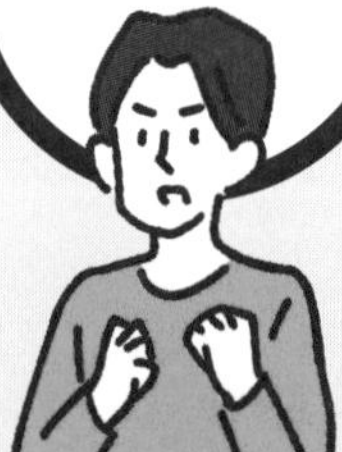

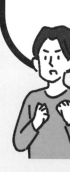

こう言う

○

今日はお出かけの日だよ

（スタッフと連携して声かけする）

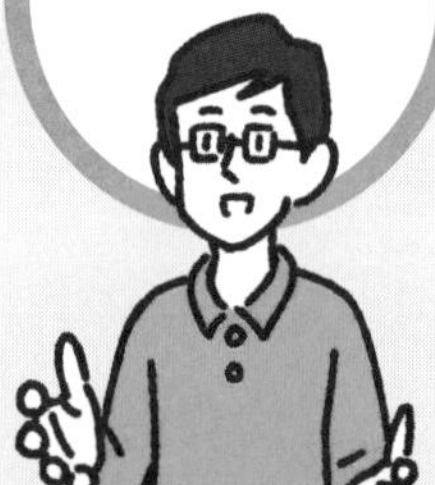

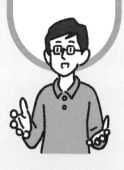

認知症の症状が進むと、**デイサービスが何なのか、なぜ知らない場所に行かされるのかが理解できず、不安が増すことになります。**結果、これまで問題なく通っていたのに、ある日突然デイサービス拒否につながることも。不安や見当識障害以外に、「やりたくないアクティビティがある」「そりが合わない人がいる」など別の理由がある場合もあります。デイサービスがどんなところか理解した上で嫌がっているようなら、施設のスタッフに様子を聞いてみるといいでしょう。通っているデイサービスがどうしても意にそわないようなら、本人が安心できるところに変更するのも一案です。

認知症の人の心の中

どこに連れていかれるの？
わからない……怖い……
行きたくない

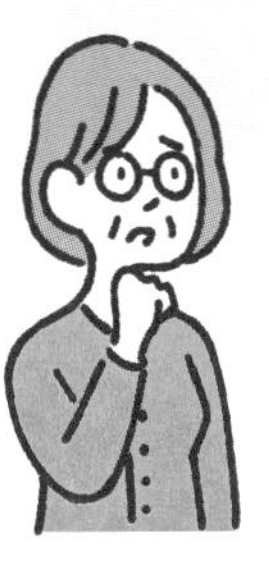

中等度
CASE
19

お風呂に入らない

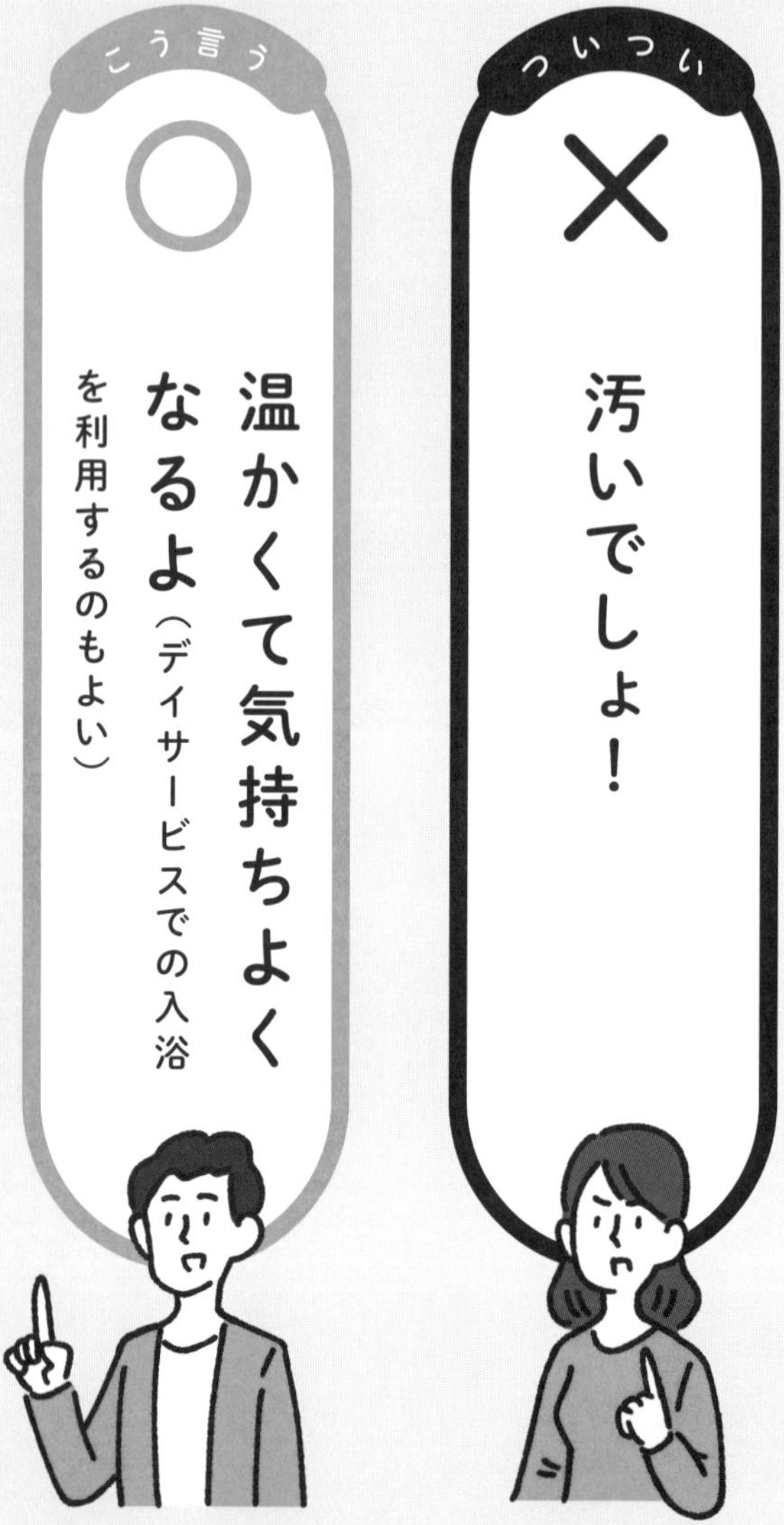
ついつい
✕
汚いでしょ！
こう言う
○
温かくて気持ちよくなるよ（デイサービスでの入浴を利用するのもよい）

認知症のある方がお風呂を嫌がる理由はさまざまです。例えば、入浴という行為自体が億劫に感じることもあれば、**「寒いから服をぬぎたくない」「浴槽をまたぐときに転ばないか不安」「お湯の熱さが不快」などの理由も考えられます。**遂行機能が低下すると、衣類の脱ぎ着や入浴の手順がわからなくなっていることも。

不安が高まっているところに、無理やり服を脱がされたら抵抗するのは当たり前のこと。総じて家庭での入浴は介護の負担が大きく、転倒の心配もあります。毎日入らなくても清潔が保てればよいと割りきり、デイサービスの入浴を利用するのも手です。

認知症の人の心の中

めんどうだし、入らなくてもいいか。昨日も入ったし、汚くないわ

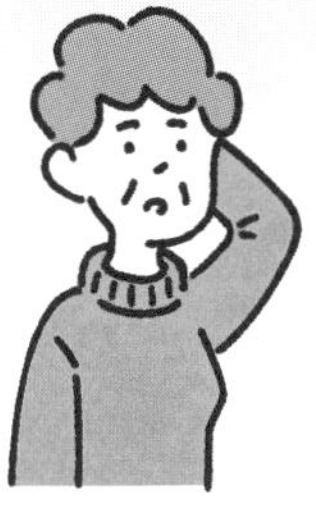

中等度
CASE
20

暴言・暴力

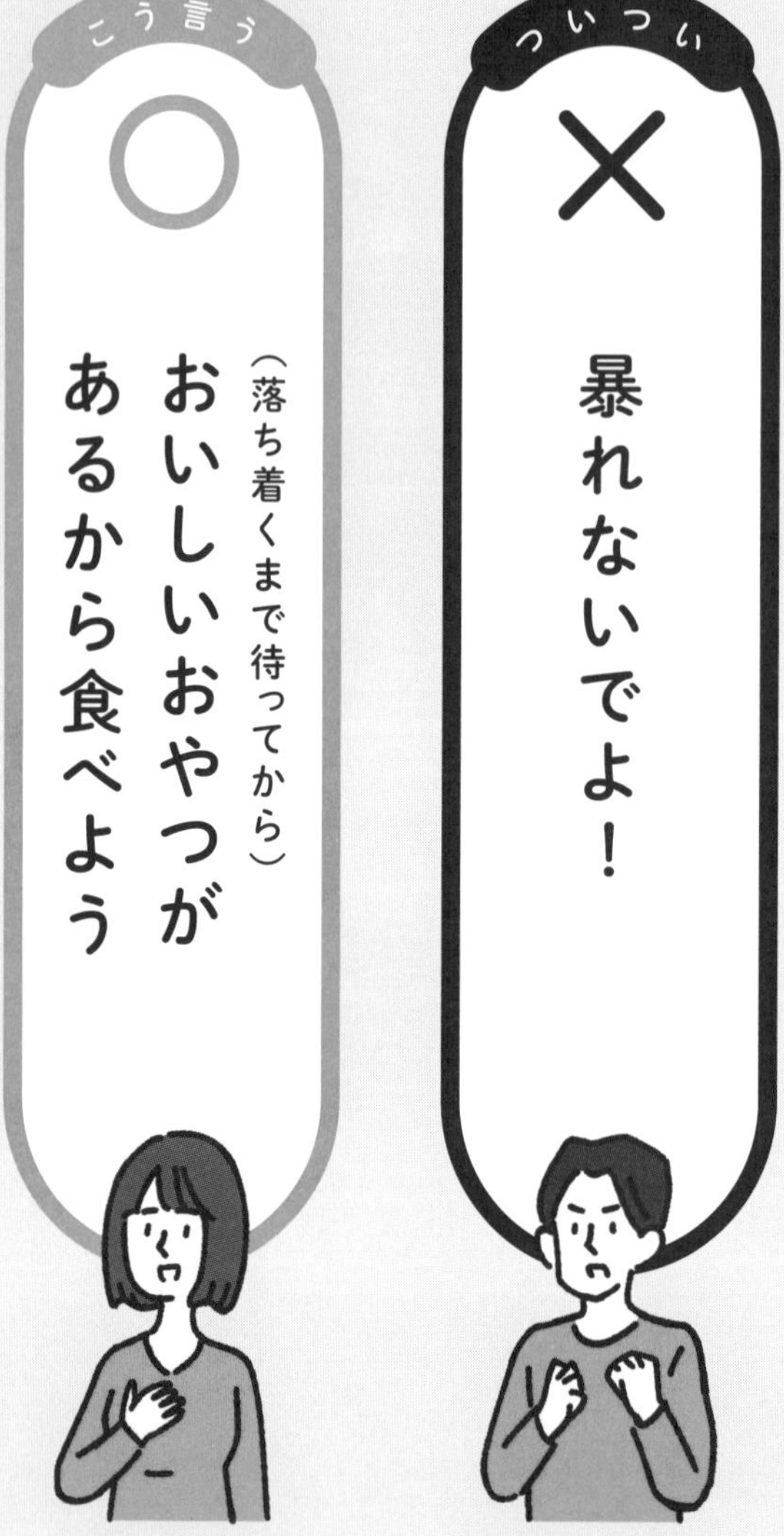
ついつい
✕
暴れないでよ！
こう言う
○
（落ち着くまで待ってから）
おいしいおやつがあるから食べよう

温厚だった人が暴言や暴力をふるったり、上品だった人が口汚い言葉でののしったりするようになる……。これらの変化は前頭葉が萎縮して抑制が利かなくなることで起こります。あきらかなきっかけがある場合は、日常生活の中でできる限りそれらを避けるとよいでしょう。それでも「突然」始まることがあります。そんなときは**本人が落ち着くまでいったんその場を離れ、おさまった頃にポジティブに声をかけ日常に戻ります**。介護する側には大変な状況ですが、感情的に接しても事態を悪化させるだけ。お互いに疲弊しないためにも、怒るのは損と考えるようにしましょう。

認知症の人の心の中

そんなことをするなんて、プライドが傷ついたぞ！ふざけるな！

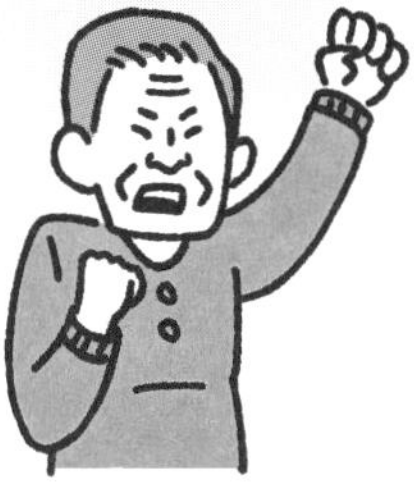

中等度
CASE 21

突拍子もない作り話をする（→ありもしない自慢話をする）

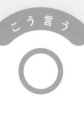

ついつい

✕

嘘ばかり言わないで

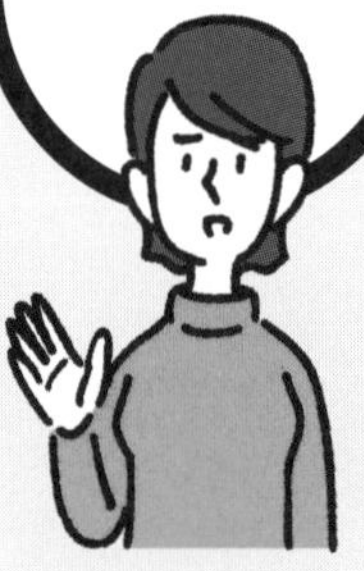

こう言う

○

その○○さんは元気？
（話を合わせる）

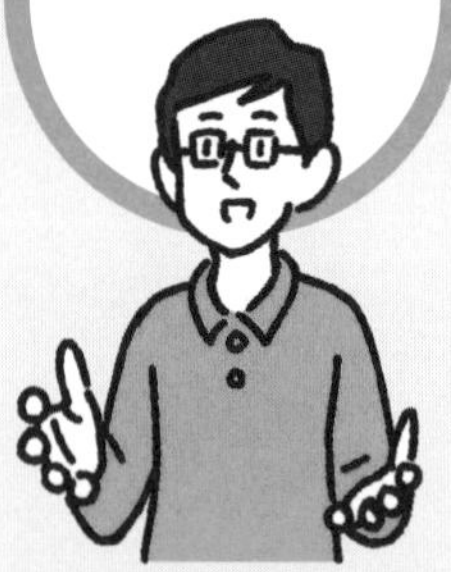

認知症の人が無意識のうちに作り話をすることを「作話《さくわ》」と呼びます。作話には本人の願望や不安な気持ちが反映されていることもあれば、単にテレビや周囲の人から見聞きした話を断片的につなげたものなど、さまざまです。**周囲から見れば「そんなわけはない」と思うような内容も本人にとっては「真実」です。**

だからこそ、否定されると腹が立ちます。荒唐無稽な作り話でも頭から否定するのは禁物。「〇〇さんは元気ですか」など話を合わせた上で「その前にごはんを食べましょうか」など、関心の方向を変える話題を提供するとよいでしょう。

認知症の人の心の中

本当のことを話しているのに、どうして信じてくれないのかしら

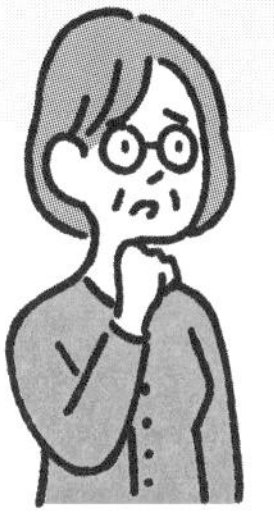

中等度
CASE 22

ものやお金を盗られたと言う

ついつい

×

盗られてないよ。私が盗るわけないでしょう！

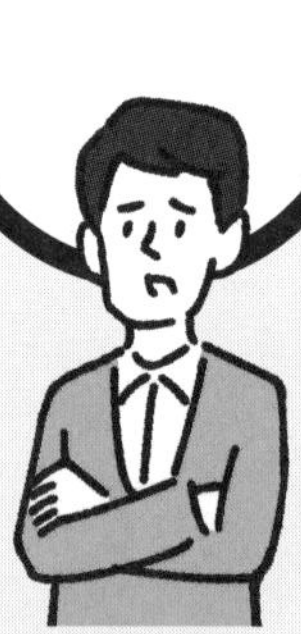

こう言う

○

たいへんね、一緒に探そうか

（本人が見つけるようにする）

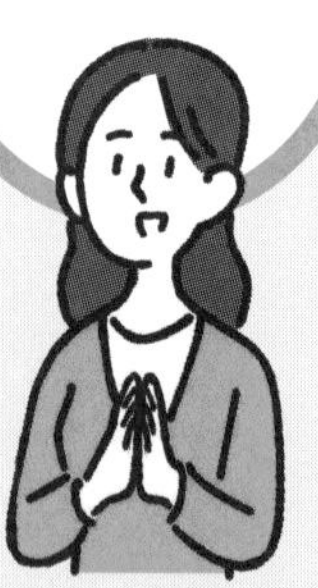

ものやお金を盗られたと言い張るのは「もの盗られ妄想」と呼ばれる症状のひとつです。感情的に否定するとますますヒートアップするので、「一緒に探そう」と協力する姿勢を見せましょう。**それとなく目のつくところに置いて、本人に発見させるのがコツ**。家族が見つけると「やっぱり、お前が盗んでいた」と疑われることもあるためです。いちばん身近で介護に取り組んでいる主な介護者に疑いが向くことが多く、家族にとってはつらい気持ちになります。ただ、裏を返せば、どろぼう扱いされるのは、それだけ頼りにしているということ。実は誇るべきことなのです。

認知症の人の心の中

本当に盗られたのに！どうして信じてくれないんだあんたが盗ったんだろ！

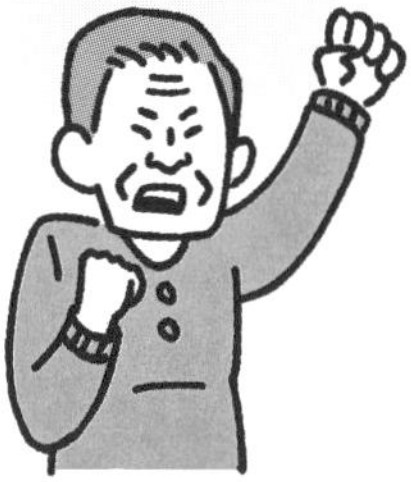

中等度
CASE
23

幻聴・幻視

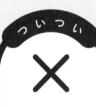

ついつい

✕

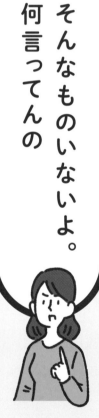

そんなものいないよ。
何言ってんの

こう言う

○

どんなものがいるの？

（同調する）

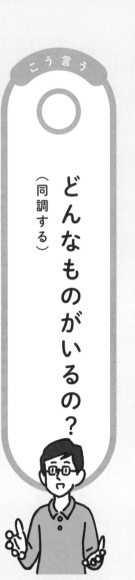

幻聴や幻視などの「幻覚」は認知症の軽度〜中等度で見られる症状です。とくに、レビー小体型認知症では約8割の人にあると言われます。介護する人からすると当然存在しないものなので「そんなものいませんよ」と訂正したくなります。しかし、本人にとってはリアルに見えているものなので、否定されると混乱します。**本人の話の内容に興味を持つ姿勢を見せ、どんな幻覚が見えるのか確認する**のが最初の一歩。

幻覚が出やすい傾向がわかれば、きっかけになりやすいものを取り除くことや、幻覚が出やすい時間帯には一緒にお茶を飲んで過ごすなどの工夫もしやすくなります。

認知症の人の心の中

ねえ、あそこにネズミがいる！本当にいるのに、どうしてわからないの？

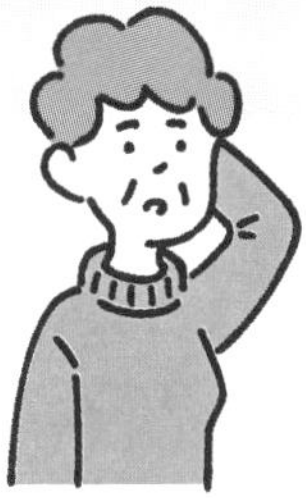

中等度
CASE
24

町内を歩き回って迷子になる

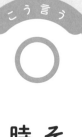

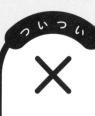

ついつい

×

どこに行ってたの!?

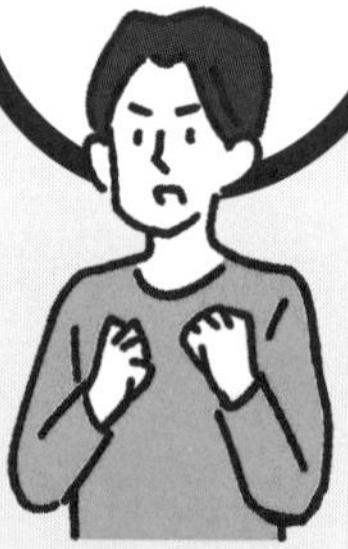

こう言う

○

そろそろごはんの
時間だから帰ろうか

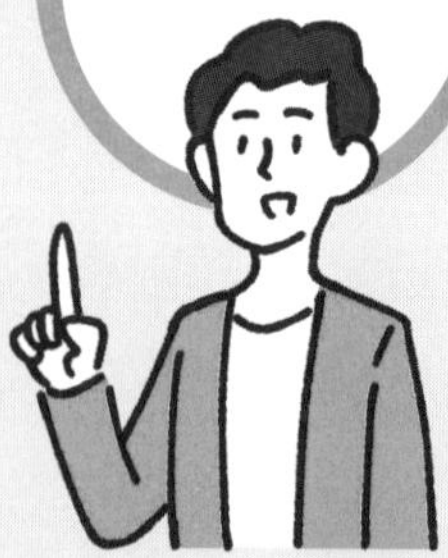

認知症になると、今いる場所がわからなくなり、帰れなくなることがあります。いわゆる「徘徊」（目的もなく歩き回る）と呼ばれる状況ですが、実際には無目的の徘徊はなく、最近は「ひとり歩き」という言葉が使われるようになっています。

ひとり歩きは「今いる場所の居心地が悪い」「ここではないどこかへ行きたい」といった願望の裏返しでもあります。ときにはひとり歩きに付き合い、疲れた頃を見計らって「そろそろごはんの時間だから帰ろう」と促すのもよいでしょう。夜に出歩かないよう、日中はデイサービスや軽い運動で適度に疲れさせておくのもおすすめです。

認知症の人の心の中

そろそろ娘を迎えに行く時間だわ、外に出なきゃ

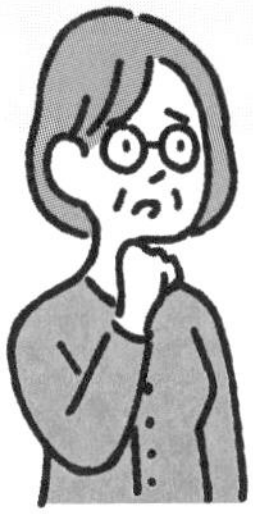

中等度
CASE
25

片づけない・ゴミをため込む

ついつい

✕

ゴミは捨ててよ！

こう言う

○

生ゴミは
処分しようか

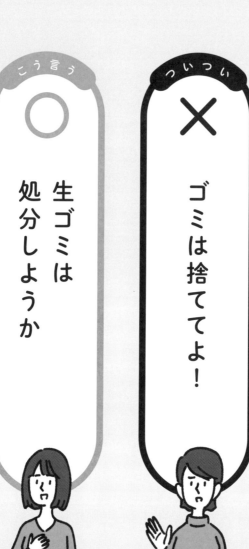

高齢者の住まいは通常でも、ものであふれていることが多いですが、一人暮らしなどで認知症を発症すると、ゴミを出すのが難しくなり、ゴミ屋敷になってしまうことも。記憶障害でゴミを出すのを忘れることから始まり、見当識障害でゴミを出すことそのものがわからなくなる場合もあります。特定のものを集めて身の回りに置く収集癖が現れることもあります。**生ゴミなどはさておき、紙類など健康に害がないものは大目に見ることも必要です。**ただ、紙の山の中でたばこを吸う、害虫が増えるなど、近隣に迷惑がかかる行為があれば、施設入所を考えるタイミングかもしれません。

認知症の人の心の中

勝手に捨てるな！
これは大切なものだから
とってあるんだ

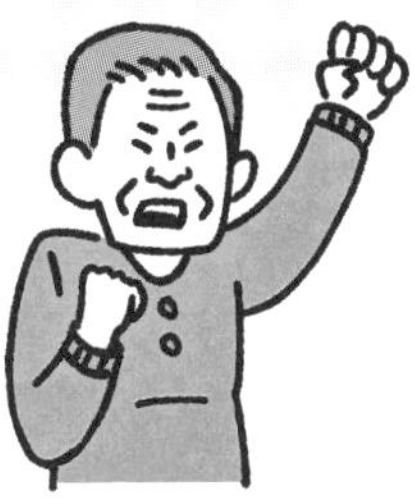

中等度
CASE 26

浮気されたと妄想する

ついつい

✕

浮気するわけないでしょ

こう言う

○

（配偶者は）いつも一緒にいるから、心配しなくて大丈夫よ

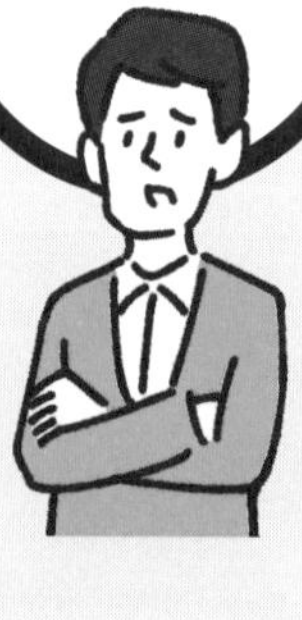

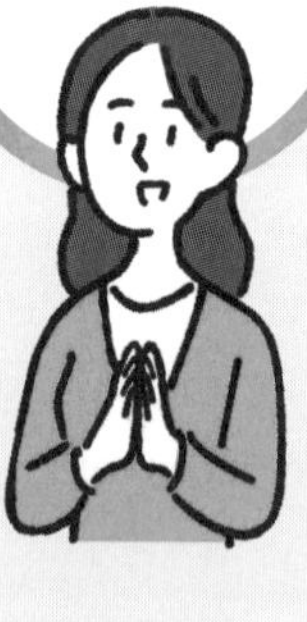

夫や妻が浮気していると信じ込む「嫉妬妄想」の背景には、**自分の衰えを自覚し、「捨てられるのでは」と不安になる気持ちがあります。**家族からすると、バカバカしいと一笑に付したくなりますが、不安が高じて、暴力にエスカレートすることもあります。アルツハイマー型認知症薬メマリー錠や、漢方薬の抑肝散の服用で症状が落ち着くケースも多いため、主治医に相談してみるとよいでしょう。

また、本人の目を見ながら手を握る、背中をさする、抱きしめるなど、配偶者のスキンシップも気持ちを落ち着ける上で効果的です。

認知症の人の心の中

さみしい……孤独だ……（配偶者に）捨てられるんじゃないだろうか

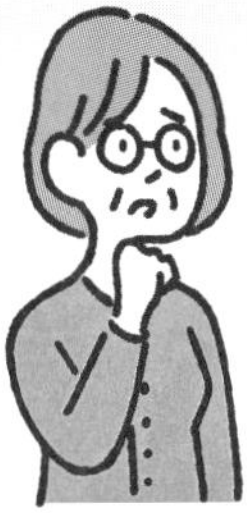

中等度
CASE
27

意味のない行動を繰り返す

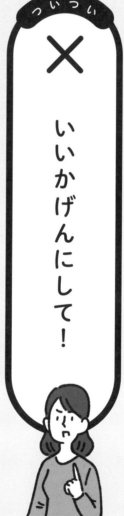

ついつい

×

いいかげんにして！

こう言う

○

それが好きなんだね
（危険がなければ大目に見る）

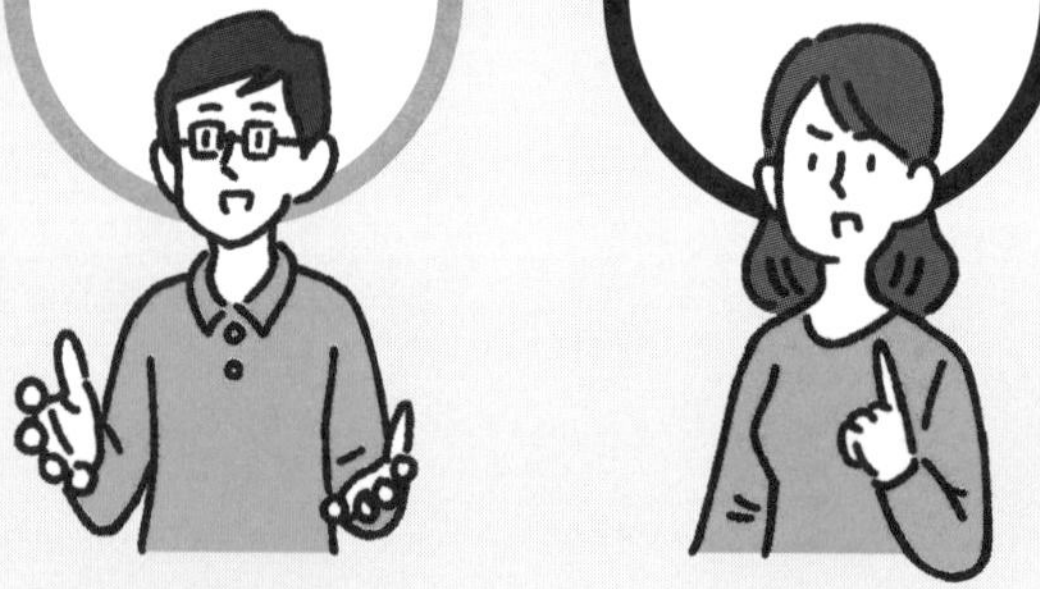

認知症のある人が同じ行動をずっと続けることを「仮性作業」と呼びます。また、前頭側頭型認知症の人は、同じ行動をずっと続けることがあり、「常同行動」といいます。「衣類や風呂敷をたたんだり広げたりを繰り返す」「トイレットペーパーを巻き取り続ける」などバリエーションはさまざまです。なぜそのような行為をするのか理由はわかっていませんが、**同じ動作を続けることでトランス状態のように夢中になるのではないかと想像できます。**やっていることが危険だったり、健康を害するものだったりする場合は止める必要がありますが、そうでなければ大目に見るのも一案です。

認知症の人の心の中

これをしていると、集中できて気分が安定するなあ。気分がいい

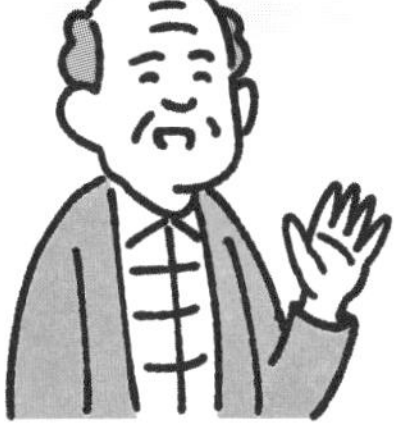

中等度
CASE
28

世話してくれる人につきまとう

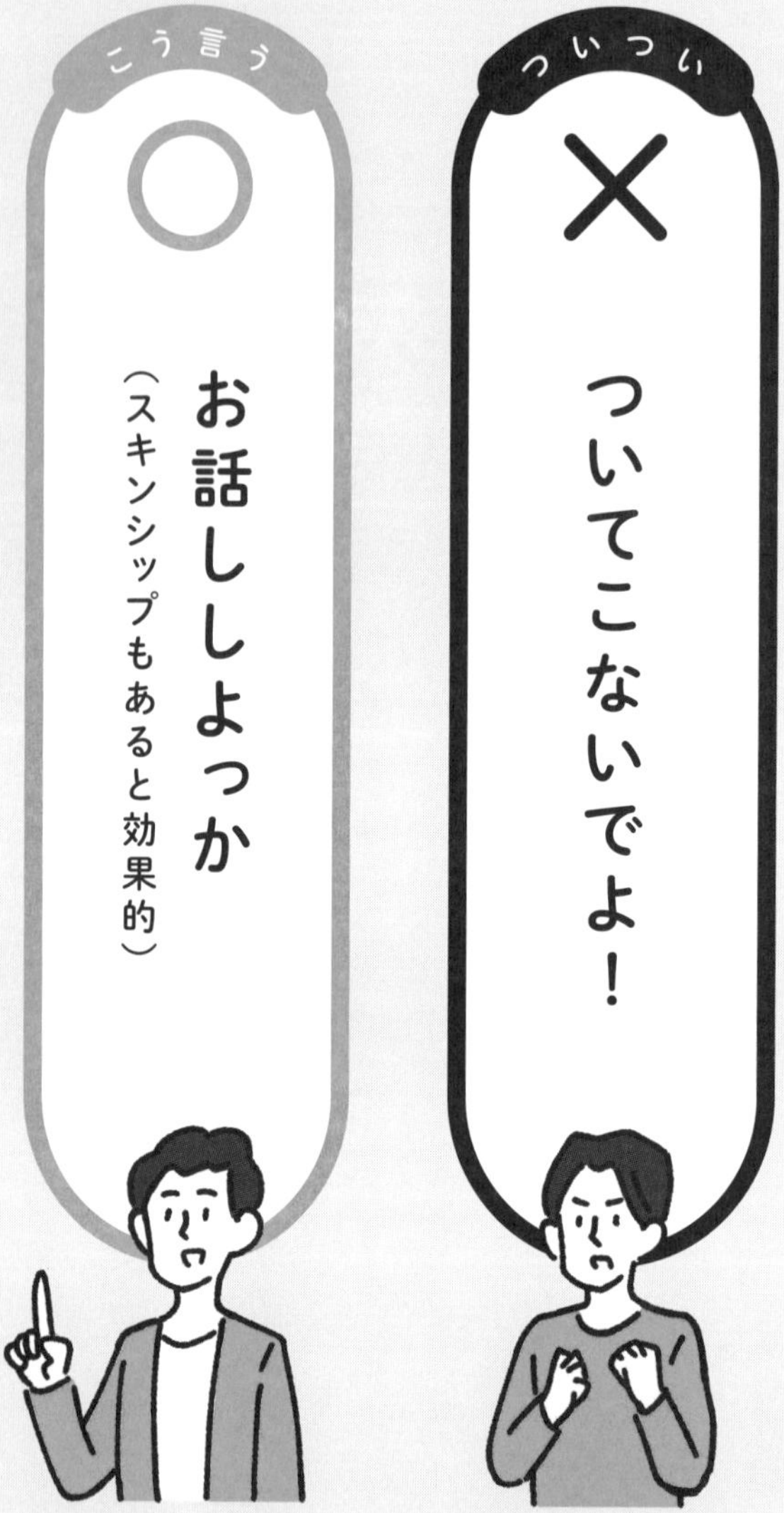
ついつい
×
ついてこないでよ！
こう言う
○
お話ししよっか
（スキンシップもあると効果的）

世話をしている人に極度につきまとう「シャドーイング」という行動があります。アルツハイマー型認知症の軽度から中等度あたりで現れることが多いようです。この困った行動のいちばんの原因は不安です。自分がどこにいて、何をしようとしているのかがわからず、そのため、一人になりたくないという思いが募るのです。まずはその不安を理解し、解消を試みるのが先決。**お茶を飲みながら会話をしたり、背中をさすったりするなどのスキンシップで孤独感をなくすのも一案です。**気持ちが落ち着いてきたら、デイサービスに誘うなど、少しずつ外の環境に慣らしていくとよいでしょう。

認知症の人の心の中

ここはどこだっけ……
何をすればいいんだっけ……
一人になるのは不安だ

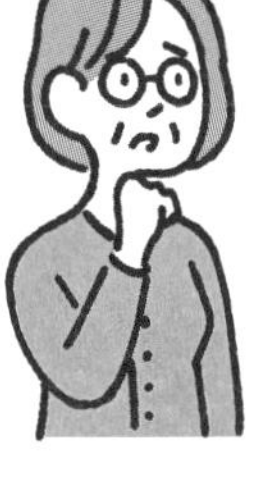

中等度 のまとめ

- □ 作り話やもの盗られ妄想は、否定せずに話を合わせる
- □ 徘徊（ひとり歩き）をするときは、疲れた頃を見計らって声をかける
- □ 幻聴や幻視は、否定せずに話の内容に興味を持つ姿勢を見せる
- □ 意味のない行動は、危険がなければ大目に見ることも大切
- □ 暴力、暴言は、落ち着くのを待ってからポジティブに声かけを

中等度の段階で重要なのは、相手の話を否定しないこと、そして話を合わせること。家族からすれば、嘘や作り話、妄想に聞こえる内容でも、本人にとっては本当に起こっていることなので、否定されれば混乱します。

相手の話に合わせて、相槌を打ったり、興味を示すような質問を投げかけたりすることで、コミュニケーションが円滑になるかもしれません。

重度

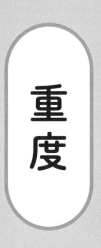

重度

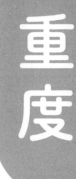

コミュニケーションをとることが難しくなってくる。

重度になると、便をいじる、食べられないものを食べようとするなどの行動が見られるようになり、そろそろ家族では介護が無理かもしれないと感じることが増えてきます。

また、この頃になると、コミュニケーションをとること自体が難しくなってきます。

記憶障害もさらに進み、家族のことがわからなくなることもあります。

運動機能の低下により、失禁が増えたり寝たきりになったりするケースも増加していきます。

免疫力も低下していきますので、手厚い介護が必要になってきます。

家族だけで抱え込まずに、行政のサポートなどを利用してプロに頼ることも検討してみてください。

重度
CASE
29

食べられないものを口に入れる

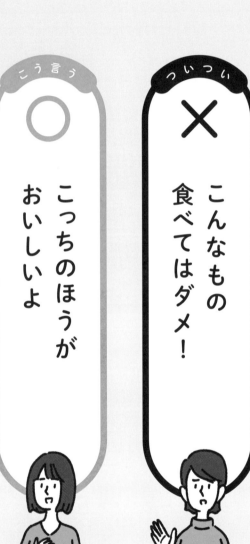

ついつい

✕

こんなもの
食べてはダメ！

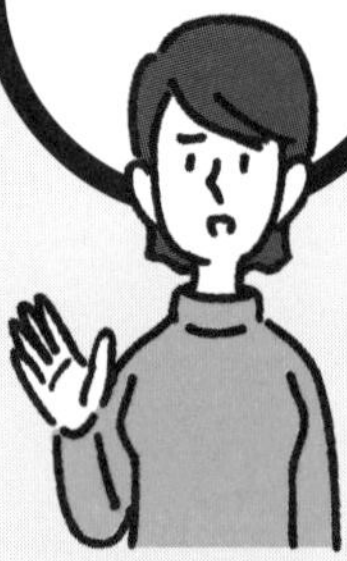

こう言う

○

こっちのほうが
おいしいよ

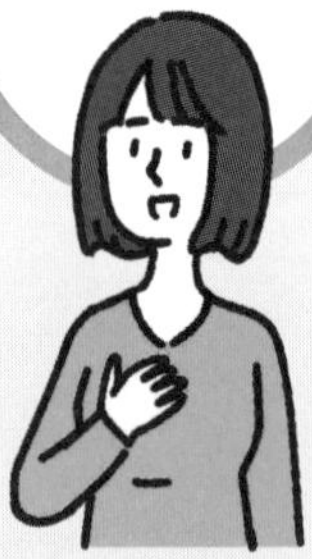

食べ物ではないものを食べる行為は「異食」と呼ばれます。ティッシュペーパーやおむつ、花、石けん、ボタン、排泄物に至るまでさまざまなものを口に入れる事例が見られます。**食べ物とそうではないものの区別がつかないこともあれば、説明できない不安やストレスを何か口に入れることで軽くしようとしている**場合も考えられます。

異食への対応としては、本人の身の回りに口に入れられるものを置かないようにするのが基本です。ただ、家族も生活している一般家庭では難しく、異食は生命の危険をともなうことから施設入所を考えるタイミングともいえます。

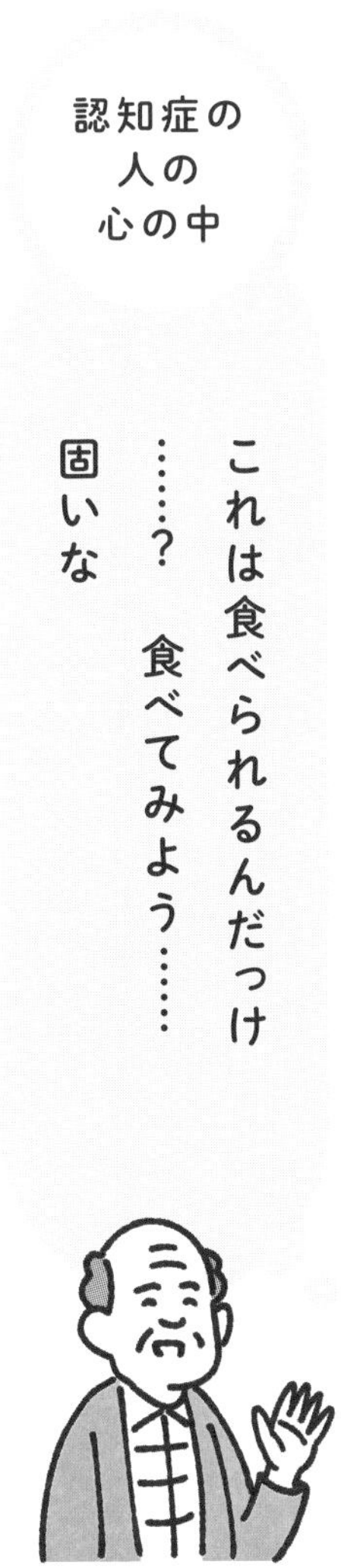
認知症の人の心の中
これは食べられるんだっけ……？ 食べてみよう……
固いな

重度
CASE
30

家族のことがわからなくなる

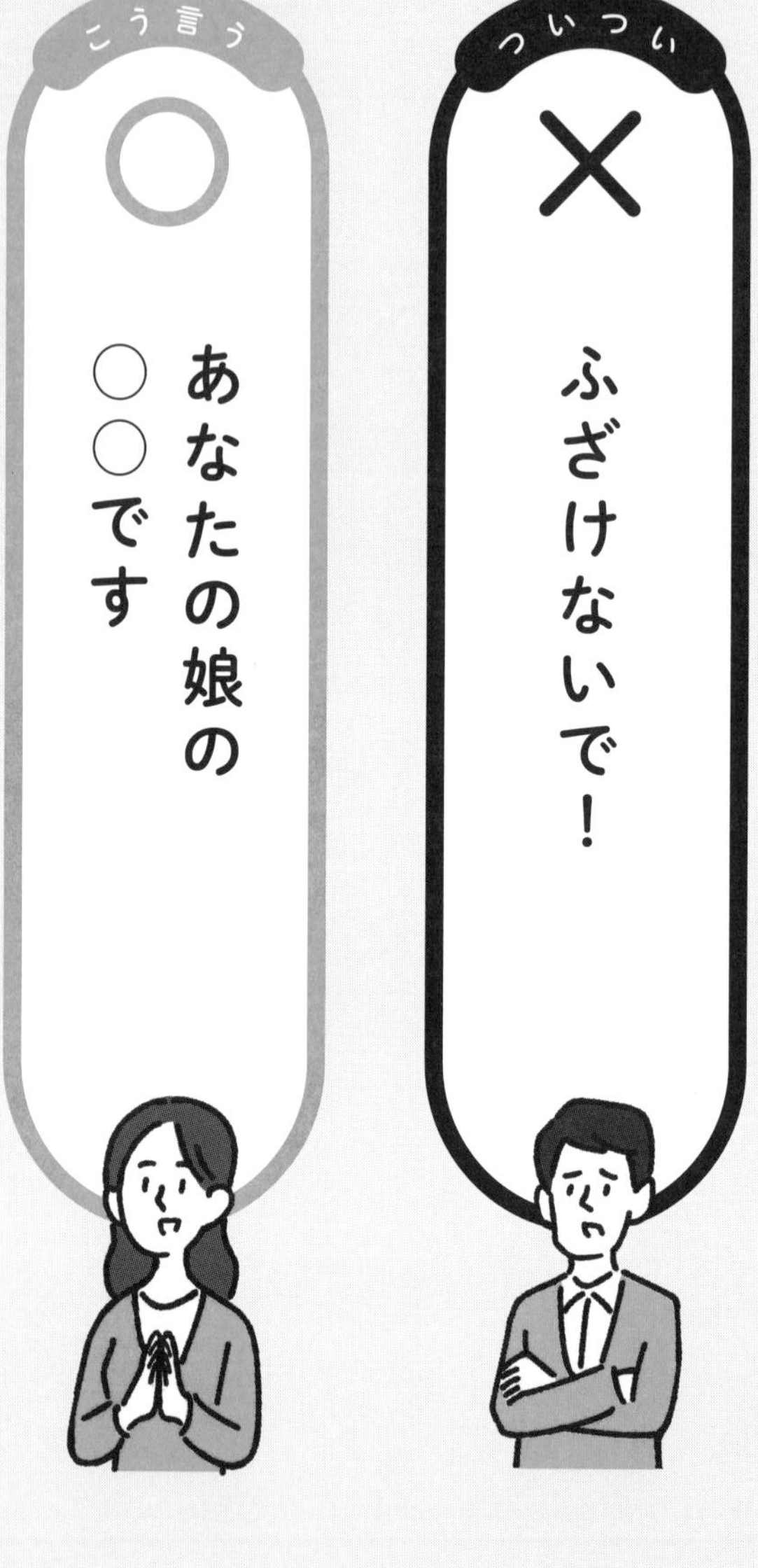
ついつい
×
ふざけないで!
こう言う
○
あなたの娘の
○○です

見当識障害が進むと、家族の顔がわからなくなることがあります。たまにしか会わない相手はもちろん、一緒に暮らしていて毎日接していても、わからなくなることがあります。家族にとって、自分を認識してもらえなくなるのは実につらく悲しいことです。しかし、ショックのあまり、問いただしたり、無理に記憶を呼び戻そうとしたりしてもうまくいきません。それどころか、見知らぬ人に問い詰められたという不安と警戒心を一層つのらせてしまうことに。**自分から名乗るとともに、不安にさせないよう、寄り添って話を聞くことが大切です。**

認知症の人の心の中

この人は誰だったかしら？ 知らない人だけど、どうして怒るの？

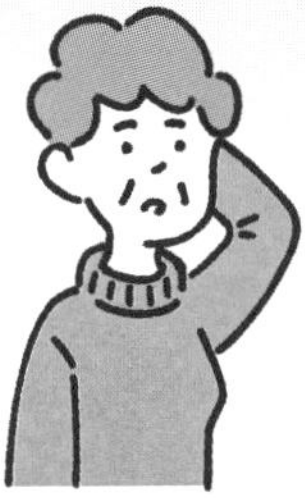

重度

CASE 31

介護者にセクハラをする

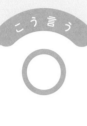

ついつい

×

さわらないで！

こう言う

○

騒がず、静かに関心をそらす

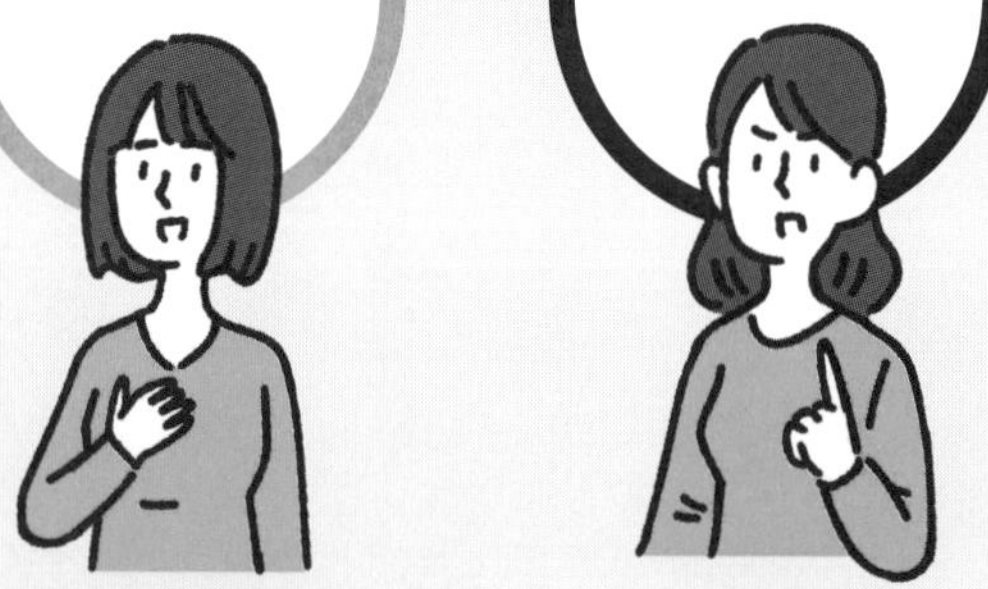

認知症の人が介護する人の身体をさわったり、卑猥な言葉をかけたりするなどの「性的逸脱行為」は男性に多く見られますが、女性の高齢者が男性の介護者に対して行うこともあります。そのような人の介護はなるべく同性が行うことが理想ですが、やむをえず異性が介護を行うケースも少なくありません。拒否したり騒いだりすると「注目された」という勘違いが生まれ、それが本人にとっての「報酬」にもつながり逆効果になる恐れもあります。**なにごともなかったように接し、関心をそらすと共に、距離を置く、接触回数を減らす**などの工夫も検討してみましょう。

認知症の人の心の中

この人は私に気がありそうだ！

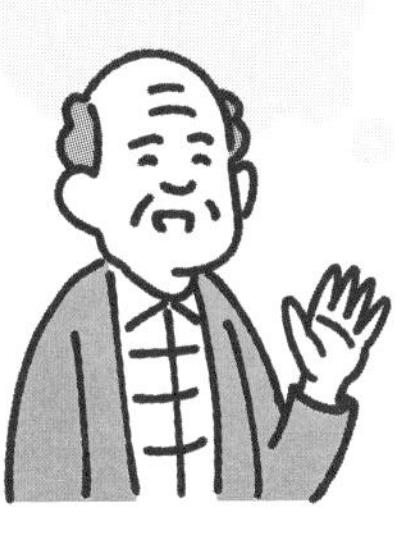

重度のまとめ

- □ 食べられないものを食べようとしたら、代わりの食べものを渡す
- □ 自分を認識してもらえないときは、名前を名乗る
- □ 性的な接触をされたら、騒がずに関心をそらす

重度の段階で重要なのは、家族だけで面倒を見ようとするのではなく、さまざまな外部サービスの力を借りる決断かもしれません。

預け先が見つからないなど、さまざまな事情で難しい場合もあるかもしれませんが、家族側の心づもりは必要です。

第 3 章

家族の悩み Q&A

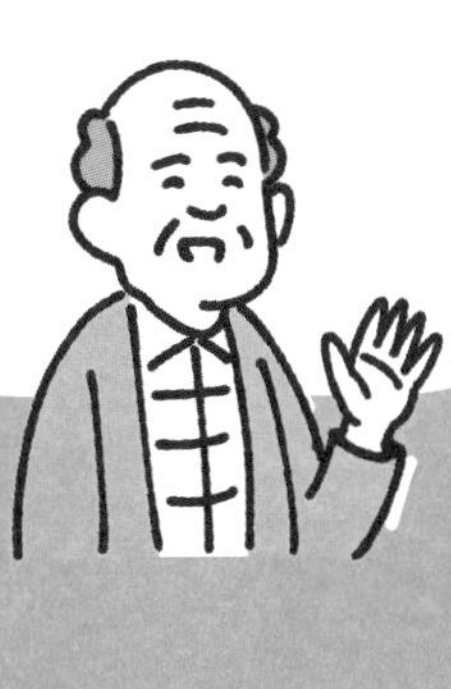

第3章では、介護をされているご家族の方から私がよく質問される内容をQ＆Aの形にしています。

ここでは、なるべく認知症のご本人に寄り添うつもりで回答してみました。

質問と回答は全部で12個。もしかしたら、今のあなたと同じ悩みが見つかるかもしれません。

ご家族が感じるイライラ、そのことへの罪悪感といった感情面から、施設に入所してほしいことの伝え方、詐欺や訪問販売の防ぎ方、運転免許を返納してもらう方法、貴重品の場所の聞き出し方などについても、できるだけ具体的に回答しました。

もしくは、これから同じ悩みを抱くようになるかもしれません。

ぜひ、気になったQからお読みいただければと思います。

寄せられた質問はどれも切実で、ご家族の方が懸命に介護をされているのがよく伝わります。

ご家族が一生懸命に介護をしようとすればするほど、追い詰められて精神的に余裕がなくなってしまうケースもあります。

ご家族だけで抱え込まず、さまざまなサービスを上手に利用していっていただきたいと思います（第4章参照）。

Q1

認知症の親にイライラしてしまう

これまで当たり前にできていたことができなくなる親を見ていると、イライラしてしまう自分がいます。親子なのに、認知症だとわかっているのに、イライラしてしまうのは親不孝でしょうか。

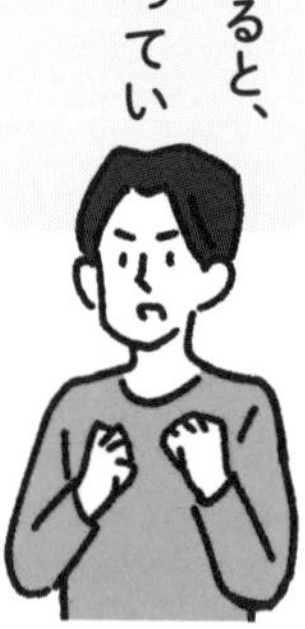

A

認知症になった親を見ていると、「昔はもっとしっかりしていたのに」、「こんな言葉は言わなかったのに」など、若くてしっかりしていて、子どものことを真剣に考えてくれた頃を思い出してしまうものです。

楽しく、和気あいあいと暮らしていた頃のよい思い出と、認知症になってすっかり変わってしまった今の親の言動を比べてイライラしてしまうのは、実の子どもだからこそのことなのでしょう。

イライラしてしまうのは、親なのだからと懸命に介護しようとすればするほど、理想とはかけ離れたことしかできない自分に向かっている感情でもあります。

どうしてもイライラを抑えることができないときは、いったんその場から離れて、興奮している自分の感情を落ち着かせて、「認知症なのだから、わからないことや、できないことがある」ということを改めて思い起こすことが大事です。

そして、**冷静になって、自分は親のどのような行動に対してイライラしてしまうのか、なぜイライラしてしまうのか、を考えてみてください。**通常は、自分の想定している通りに行動してくれない、振舞ってくれない、ということが原因である場合が多いようです。

認知症の親御さんとあなたの考えのどこがすれ違っているのか、すれ違っているのはなぜなのか、を考えてください。

例えば、お風呂に入ってもらおうとして、そのことを伝えても、嫌がって入ってくれないという場合、なぜお風呂に入ってくれないのか、お風呂を嫌がるのか、を考えてみてください。そもそもお風呂に入るということの意味がわからないのかもしれませんし、お風呂に入ってもどうすればよいのかがわからずに戸惑ったという経験が記憶に残っているからかもしれません。

「お風呂に入って」と声をかけられる前にゆったりとした気持ちでいたのに、別のことをしろと言われて、せっかくの落ち着いていた気持ちを邪魔されたと感じたからなのかもしれません。

イライラさせられる行動の前後を、冷静になって観察する習慣をつけると、親の不可解な行動の意味が、なんとなくわかってくるものです。認知症の人の言動にも、必ずその人なりのなんらかの理由があるのです。そのことを考えるようにすると、徐々にイライラする回数も減ってくると思います。

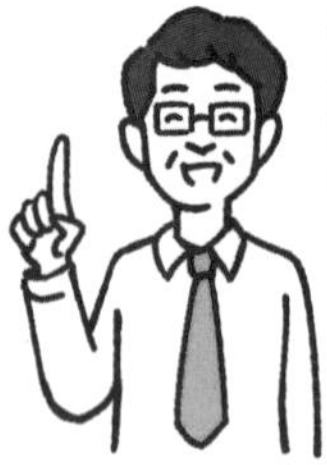

Q2

「いい加減にして！」「ふざけないで！」と強い言葉で否定してしまった

何度も同じ行動を繰り返す親にイライラして、つい声を荒らげてしまいます……。強く言うことがよくないとわかっていても止められない時があります。すぐに謝るのですが、謝罪を理解してくれているのでしょうか。

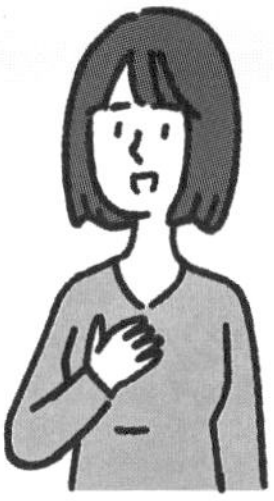

A

認知症の人は自分の言動が他人にどのように思われているかを気遣うことができなくなっていますし、そもそも同じ言動を取りやすいという傾向があります。

介護者にとっては、本人のためと思っていても、いつも同じことを注意することの繰り返しにストレスが溜まり、ついつい強い言葉をぶつけてしまいがちです。懸命に介護しようとすればするほど、そうしたことへのイライラが高まってしまうものなのです。

本人にとっては、実はとても気になっていることであったり、大事なことだったりする場合が多いのですが、「いい加減にして！」は、家族の側が、それほどのことだと認識できないときに発してしまう言葉です。この言葉は、相手を拒否し、これ以上その言動をすることは許さないという態度を相手に認めさせようとすることにもなるので、注意が必要です。

認知症の人独自の論理を理解するのは難しいのですが、健常者の論理で考えてしまうと、なぜそうした言動をするのかがわかりません。「ふざけないで！」は、そのために出てしまう言葉なのです。認知症の人特有の論理を理解しようと考えてみることが必要です。

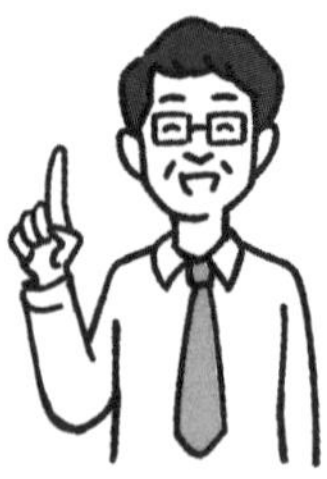

Q3

介護施設に入所してほしいと伝えたい

共働きで、親とは離れ遠方に住んでいるため、どうしても施設に入所してもらうことになりそうです。ですが、本人は慣れた自宅で過ごしたいと言っており迷っています。

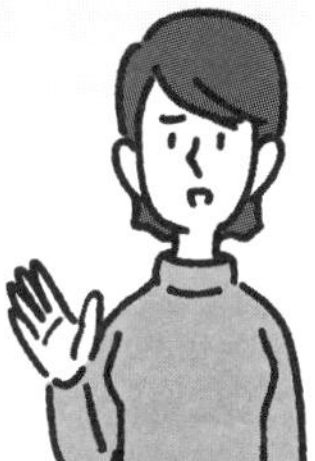

A

自宅を離れて、見ず知らずの人ばかりが暮らす施設に入りたくないと言うのは、当然の反応だと思います。まずは、施設に入ってほしいと思う家族の理由を説明してください。

認知症で言葉での説明の理解が難しい場合は、デイサービスで他の人と触れ合う機会を持ったり、「用事があって今日は一緒にいられないから」などと説明したりして、ショートステイの短期入所から始めて、施設に慣れてもらうという方法もあります。

しかし、本人がまだある程度しっかりしている場合に、家族に迷惑をかけるよりはそのほうがよいというような「諦め」によって施設に入ろうとする場合は、本人の気持ちに寄り添うことが必要です。

「自宅での生活で日中に一人きりになってしまうよりも、グループホームのほうが家族も安心だし、本人にも仲間ができて楽しい」などの前向きな説明をして、いくつかの施設を訪れて職員の話を聞いたり、雰囲気を感じてもらったりして、気に入った施設を選ぶとよいでしょう。

老人保健施設は主にリハビリの施設で、医師や看護師、リハビリ職員がいて、在宅復帰を目指している施設なので、病院の延長と考えればスムーズに入所できます。

ただし、状態が回復すれば退所が必要になることもありますし、身体的な不自由がなければ入所自体ができません。

他の介護施設にもそれぞれの入所基準があります。公的な施設の場合、特別養護老人ホームは要介護3以上、それ以外の、例えば老人保健施設は要介護1以上の人が、グループホームは要支援2または要介護1以上の人が利用できます。民間の介護付有料老人ホームは施設ごとの規定があるので確認が必要です。

以上のように、施設にもいろいろと種類がありますし、施設の雰囲気も違います。事前に施設を訪問して様子を見たり、職員に話を聞いてみたりすることも大事だと思います。

親身になって話を聞いてくれる施設に出合えることを願っています。

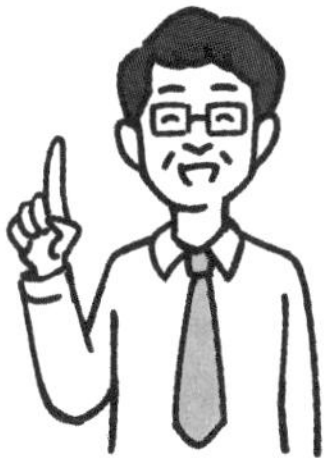

Q4

忘れられるのが悲しくて、やりきれない

家族のことを忘れていく親を見ていると、とてもやりきれない悲しい気持ちになってしまいます。

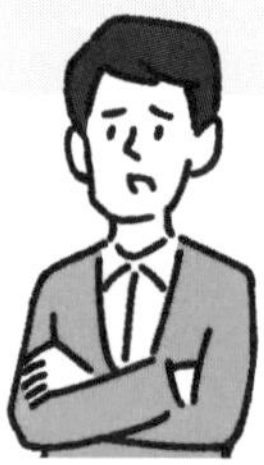

A

認知症が進むと人の見当識障害といって、周囲の人が誰であるかがわからなくなってしまうことがあります。

長く一緒に暮らしていた家族のことを忘れていく親を見ていて、どんなに悔しく、ま

た悲しくなるのか、さぞつらいことと想像します。

しかし、認知症が進行すると人の見当識が低下するため、周囲の人が誰だかわからなくなり、さらに進行すると自分が誰かもわからなくなってしまうことがあるのも、病気のせいなのです。

そして、本人のアイデンティティも失われ、自分が誰で、何をしてきたのかさえわからなくなってしまう不安感を持つことは、人としての感情のつらさが極限に達している状態と考えられます。

認知症の人のこうした気持ちを考えると、「忘れられることが悲しい」と家族が思っている程度のレベルではないのです。

ですから、そのような認知症の人に寄り添うことは一層重要です。

家族としては確かに悲しいことかもしれませんが、認知症の本人の不安や恐れは想

像以上のものであることを理解しましょう。

家族であることを忘れられてしまったとしても、本人が安心感を得られるように優しく接することで、感謝の念を抱いてもらうことは可能です。

そして、介護する家族の側は、感謝する気持ちを大事にすることが必要です。**必死に介護しても他人だと思われていると、家族としてとても悲しい気持ちになってしまうことは理解できますが、そうなってしまう病気であると割り切ることが必要なのです。**

なお、前頭側頭型認知症の人には、相貌失認という症状が早期から現れることがあります。

この症状は、人の顔がわからなくなるというもので、声を聞くと相手が誰だかわかることもあるようです。これも病気による症状なのです。

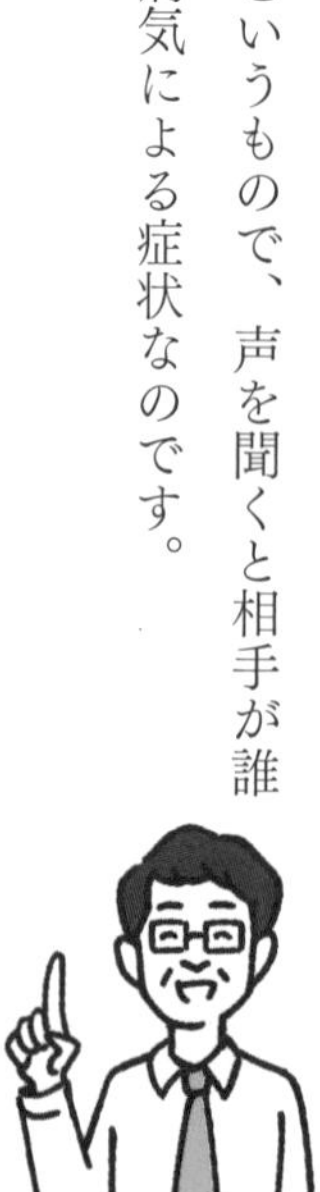

Q5

詐欺や訪問販売の罠が心配

本人は「オレオレ詐欺には引っ掛からない」などと豪語していますが、よくよく聞くと怪しい業者も訪ねてきているようです。なんとかまだ被害はありませんが、日々ヒヤヒヤします。

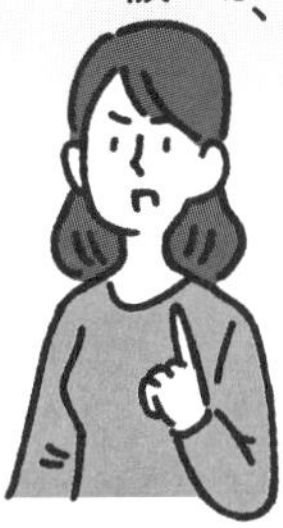

A

認知症の人は、普段一緒にいる家族に対しては「もの盗られ妄想」のような相手を疑う症状が見られますが、一方で、**普段会うことのない他人には自分のプライドを守るという気持ちもあって「取り繕い」行動を取りがちです。**

つまり、わかったフリをしようとするのです。そのために、詐欺師や悪意を持った訪問販売に付け込まれてしまうことが社会的な問題にもなっています。

悪意を持っていない訪問販売であっても、そもそも売ることが仕事なので、笑顔でよい宣伝文句を言われると、認知症の人は拒否することができないことが多いのです。

認知症になると他人を拒否することが難しくなるため、承諾してしまう傾向があることにも注意を要します。

一人で自宅にいる場合には、他人が訪問して来ても対応できないような工夫が必要なこともあるので、その場合には住宅改修業者に相談してみてはどうでしょうか。

また、固定電話を止めることを考えてみるのも必要かもしれません。

銀行での「振り込み詐欺」には、銀行側がさまざまな工夫をして、防ぐことがかなりできるようになってきましたが、コンビニなどでの振り込みには気をつけなければなりません。最近では、コンビニでも従業員教育の一環として、高齢者の現金振り込みや引き出しに注意を促しています。

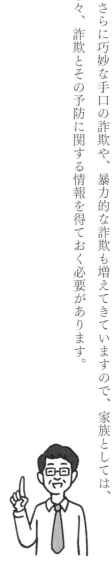

さらに巧妙な手口の詐欺や、暴力的な詐欺も増えてきていますので、家族としては、常々、詐欺とその予防に関する情報を得ておく必要があります。

Q 6

徘徊（ひとり歩き）をする親が心配

最近、夕方になると一人で外に出て行ってしまうことが増えました。今のところ無事見つかっているものの、事故や行方不明が心配です。

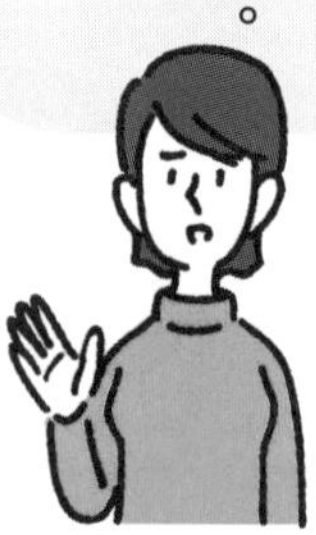

A

認知症の人の徘徊は、じっとしていられずに部屋の中をウロウロするタイプと、「家に帰る」など目的のある「ひとり歩き」と呼ばれるタイプとに分けることができます。

前者は、神経系の問題が原因となってじっとしていられないのですが、部屋の中でつまずいて転倒することが心配なので、安全な室内環境に整えることが必要です。

よく問題になるのは後者の目的のある徘徊です。最近は、本人には目的があって歩き始めるため、徘徊ではなく「ひとり歩き」と呼ぶようになりました。

自宅や施設を出て行ってしまい、時には転んだり、事故にあったり、電車を乗り継いで遠方まで行ってしまって行方不明になることもあります。

最近のデータでは、警察に届出があった例だけでも年間2万人近くの高齢者が行方不明になっていて、そのうちの500人近くが死亡しています。警察に届けられていないケースを含めるとより多くの高齢者が行方不明になっているようです。

しかし、**家を出ていってしまって行方がわからなくなっても、実際にはそのほとんどの人は近隣の人に助けられるなどして無事に戻っているようです。**

つまり、認知症の人が徘徊するということを多くの人が知るようになったので、徘徊する当事者に声をかけてくれる近所の人が増えたと言えます。

歩いている時の様子がおかしいと、近隣の人々が気づいてくれることが大事なことなのです。

認知症についての基本的な知識を多くの人々にもっていただければと思います。

なお、「どこそこに行く」と最初は行く先を意識して歩き始めても、認知症の人はそのこと自体を忘れてしまうことが多く、そうなると歩き方自体がウロウロ歩きになり、転倒やおかしなところに入って行って迷子になる危険性も高まります。

街中などでウロウロしている高齢者や、立ち止まってどうすればよいか迷っているように見える高齢者を見かけたら、そっと声をかけて様子をうかがってみる人が増えるような街づくりが望まれます。

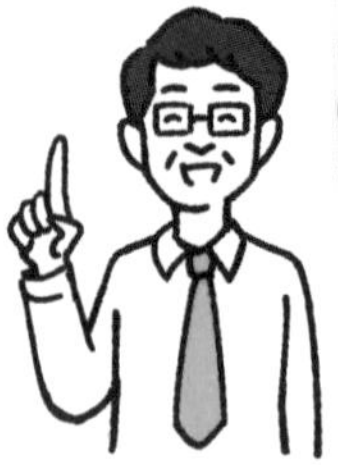

Q7

運転免許を返納してくれない

親は車を運転するには心配な年齢なのですが、無事故だからと返納に応じてくれません。どうしたらいいでしょうか。

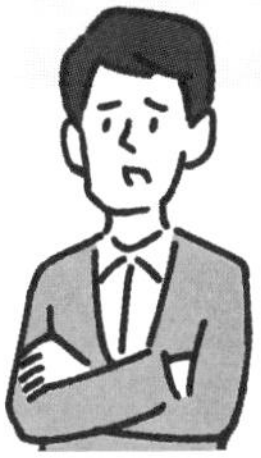

A

認知症と診断されるレベルの人の運転は絶対にやめさせなければなりません。**認知症を発症している人にとって自動車運転は無理と考えてください。**

ですから、運転を続けている人に認知症の兆候が見られたら、すぐにもの忘れ外来などを開業している神経内科か精神科の専門医への受診が必要です。
近くに専門医がいない場合でも、今は開業医のほとんどが認知症についての研修を受けていて、認知症についての知識があるので、かかりつけ医や近所のクリニックなどに相談してみてください。

医療機関を受診するハードルが高いと感じる場合は、近隣に必ずある地域包括支援センターに高齢者の免許返納などの問題に詳しい介護の専門家がいますので、まずは電話でもよいので、相談してみるのがいいでしょう。

現在の改正道路交通法では、医師が認知症と診断した場合には、免許証返納に対する届出制度が規定されています。
75歳以上の高齢者が免許更新時の認知機能検査で認知症の疑いありと診断され、その後の診察で認知症と診断した医師は公安委員会に届けなければならなくなりました。

認知症ではなくとも、高齢になると視野が狭くなったり、反応のスピードが衰えたり、判断の間違いが起きやすくなりますし、身体の反応自体が鈍くなります。頭では危ないと判断しても、体の方がいうことをきかないこともあるのです。

大きな事故を起こす前には、**車に傷をつけたり、車庫に車体をこすってしまったりなどの前兆のあることも多い**ので、家族はそのようなことにも気をつけておくとよいでしょう。

そして、**高齢者の運転事故のニュースなどを一緒に見たときに、それを話題にして免許返納について本人にも考えてもらうようにしてみましょう。**

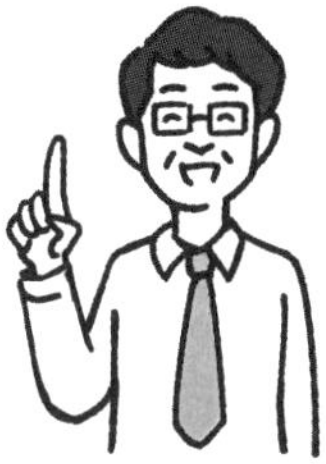

Q8

ちゃんと面倒を見なきゃと思って
ストレスを抱えてしまう

私の真面目な性格のせいか、自分でちゃんと面倒を見なきゃと思って
しまい、気づくと日々ストレスだらけです。

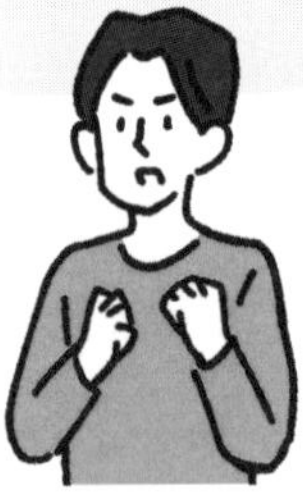

A

認知症になった配偶者や親の面倒は家族が見なければならないという気持ちは、公的介護保険が制度化されて20年以上も経った今でも感じている家族がたくさんいるのではないでしょうか。

長年一緒に暮らしてきた大事な家族なのですから、「ちゃんと面倒を見なきゃ」と思われるのも人として大切な感情です。

しかし、**認知症を老化のせいと考えていると、老いた親を家族が面倒を見るのは当たり前、家族が見なければならないのが人の道と考えてしまいがちです。**こうした考えを、私は「家族介護の神話」と呼んでいます。

そして家族は上手に介護ができずに、逆に認知症の家族に暴言をはいてしまうなど、思いとは逆のことをしてしまって、余計にストレスが高まってしまうのです。

認知症は脳の病気です。病気が家族のせいであるはずはありません。

介護保険制度では、「老化を背景としてはいるものの、明らかに心身の病であるにもかかわらず、それを理解することなく責任感から介護の苦しみに陥ってしまう家族を救う」ということにも重要な意義を置いています。

認知症は、進行に伴ってさまざまな行動・心理症状（BPSD）といわれる対応の難しい問題が表れてきます。これは、家族だけでは対応できるものではありません。

その解決のためには、家族だけで問題を抱え込まず、地域包括支援センターなどの専門家に頼ることが必要ですし、重度化した場合には施設入所も視野に入れておく必要があると思います。

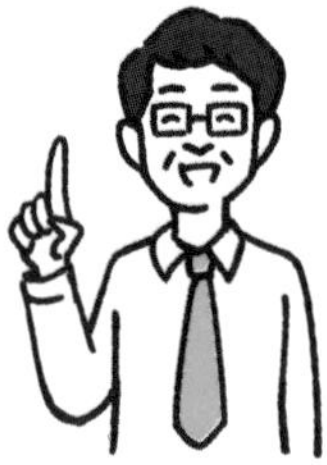

Q9

認知症の親にガミガミ言ってしまい、自己嫌悪する

自分の親であるにもかかわらず、高圧的にガミガミと言ってしまう自分に嫌気がさします。

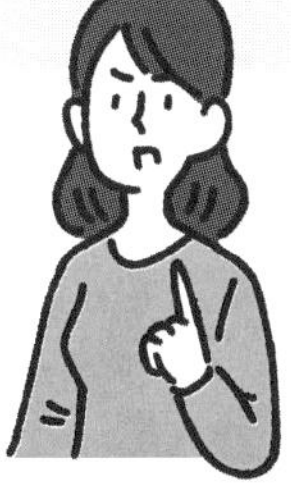

A

他者が傷つくことを繰り返し言い続けるということは、実は自分にストレスが溜まっていて、その解消のために繰り返していることが多いものです。

今一度、認知症の親のどのような言動に対して「ガミガミ言ってしまう」のかを、冷

静になって考えてみることが必要です。

もしかしたら、「ガミガミ言ってしまう」対象である認知症の親の言動には、互いに何らかの関連性があるのかもしれません。その関連性とは何かを分析してみてください。

忙しい時に限って何かを言ってくる、間違いを繰り返す、毎日同じことを言ってくるのでイライラさせられる、などの共通点があるかもしれません。

そして、認知症の親がなぜそのような言動をするのかを考えてみてください。

忙しくしていて自分のほうを見てくれない、どうすればよいのかの手順がわからなくて同じ間違いを繰り返す、毎日とても気になっていることがあるらしい、などのことに気づくのではないでしょうか。


介護はとても創造的な行為です。

自分らしい対応方法を新たに創造することも介護の一つといえます。

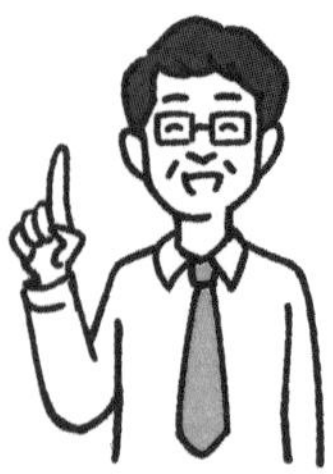

Q10

お金や貴重品をしまってある場所を教えてくれない

認知症が進行して印鑑の場所や通帳の暗証番号がわからなくなる前に聞きだしておきたいのですが、家族なのに信頼してくれません。

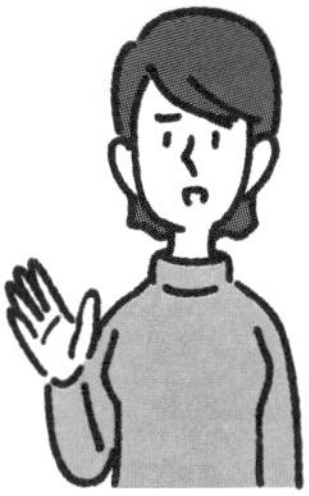

A

貴金属のような貴重品や預金通帳、家などの権利証、保険証書など財産や金品に関わる重要なものを大事にしまっていて、家族にも黙っている高齢者はたくさんいます。そのような高齢者が認知症になってしまい、その場所がわからずに困る家族もたくさんいます。

お金に執着する高齢者はとても多いものです。

「財布がなくなった」「預金通帳が見つからない」などと家族を困らせる内容もあれば、「食事をさせてもらったのだからお金を払わなければならない」「泊めてもらったのだから宿泊費を払う」というようなお金に関する責任感を示すこともあります。

私たちの生活にとって、お金は最も重要なものなのです。逆に言えば、お金さえあれば何でもできると多くの人は思っているはずです。

つまり、健常者である私たちはもちろん、認知症の人にとってもお金は最も大事なものなのです。

ですから、**お金に執着することは当たり前ですし、その大事なお金がどこにしまってあるかを他人に教えたくない気持ちも、当たり前と言えるでしょう。**認知症になって家族を他人と思っていたらなおさらです。

きちんと説明しても教えてくれないことが繰り返されるようでしたら、**お金を出し**

てもらうような状況を作って、自らお金を出してくるところを見る、という方法もあります。

これまで、正式な遺言書は手書きで書くことが原則でしたが、今後、パソコンなどで書くことも認められるようになるとのことです。

そうなると、遺言書用のアプリもできるでしょうし、書き直しも簡単にできるようになります。今後は遺言書を書く人が増えると思います。

ニュースでも報道されると思いますので、そうした機会を利用して、子どもたちが手助けするからと伝えて、親に遺言書を書くことを勧め、その時に貴重品をしまってあるところなども尋ねておくとよいでしょう。

また、重要書類などを銀行の貸金庫に預けることを勧めてもよいかもしれません。

もしもの場合には、事前に登録しておいた家族が引き取ることができる制度になっています。

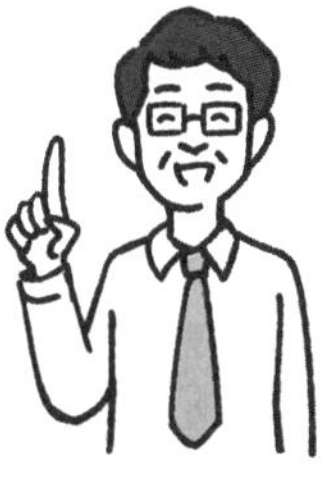

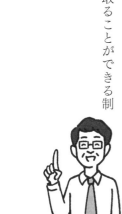

Q 11

家族の言うことだと聞いてくれない

家族以外の人がいるとしっかりするのに、私の言うことだと聞いてくれません。家族だから軽んじられているのでしょうか。

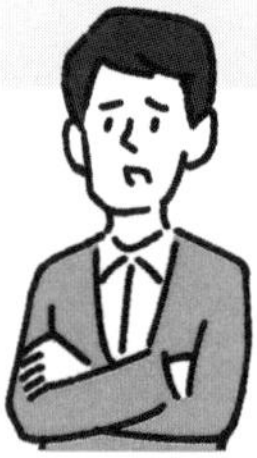

A

認知症の人は、普段会うことのない他人の言うことはよく聞く、ということは「Q5 詐欺や訪問販売の罠が心配」（→153ページ）でも示しました。

普段あまり会うことのない人に対しては、緊張感が高まって普段以上にきちんと振舞うことが多いようです。

要介護申請をして役所の担当者が訪問審査に来た時に限って、普段とは違ってしっかり受け答えをしてしまうので、要介護度が低く見積もられてしまう、と家族が心配するケースがよく話題になります。


認知症の人の症状は、緊張感があるとしっかりする傾向があります。

それは、**たとえ認知症になっても、脳の補償機能が作用して、短時間であればしっかりとした言動をとることができるからです。**

しかし、やはりその状態を続けることはできません。ですから、家族の言うことだけを聞いてくれないように感じてしまうのです。

逆に言えば、本人が緊張するような場面や、感動するような場面をたまに作ることはよいことなのかもしれません。週に何度かのデイサービスに行き、さまざまな人に会い、いろいろな体験をすることはとてもよいことなのだと思います。

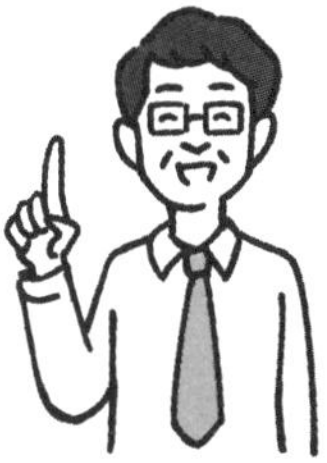

Q 12

たまにしか来ない親族が、介護に関して口出ししてくる

普段は親の面倒を見ていない弟夫婦がたまにやってきて、無責任にあれこれ言ってくるので腹が立ちます。これまで親と積み上げてきたものが台無しになるような感覚です。

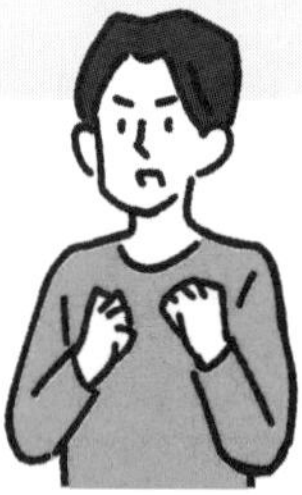

A

親のためにと思って我慢しながらも毎日大変な苦労をしながら介護を続けているご様子がよくわかります。ストレスも溜まっていることでしょう。

自分や家族の時間を犠牲にして頑張っているのに、それを知らずに離れて暮らしている弟さんご夫婦は、たまにしかやってこないのに介護についてあれこれと自分たちの考えを言ってくるのですから、腹が立つのも当然です。

しかし、腹を立てる前に、一度、弟さんご夫婦の気持ちを考えてみてください。弟さんご夫婦も親のことは、やはり心配なのです。しかも、親御さんは徐々に老化も進み、介護負担も増えてきています。

弟さんご夫婦は一緒に住んでいないので、たまに来るたびに目にする、衰えていく親御さんの姿にいっそう心配が募っているのではないでしょうか。

自分たちにも親の介護には責任があると思っていろいろと口に出してしまうのかもしれません。

あるいは、あなたの介護に口に出すことが、介護に協力していることだという思い込みもあるのかもしれません。

自分たちの想像していた親御さんとは様子が違っていて、介護しているあなたに感情をぶつけてしまうこともあるのでしょう。

いずれにしても、弟さんご夫婦も親御さんが心配なのです。口を出されたときに、「介護に苦しんでいる自分」という感情を抑えて、なぜ弟さんご夫婦がこのようなことを言うのか、冷静になって考えてみてはいかがでしょう。

感情が先に立つと、冷静に考えることができなくなります。つらいかもしれませんが、弟さんご夫婦と感情的に対立しても何も改善しません。

それよりも、親御さんの現状と介護で苦労していることを弟さんご夫婦に冷静に説明して、一緒に解決する方法を話し合ってみてはいかがでしょうか。

実際に解決に結びつかなくとも、お互いに話し合うことで、介護への理解が深まる可能性があります。

介護は、親御さんが少しでも楽になり、幸せに暮らせることを目指すわけですから、弟さんご夫婦ともそれを目標にした話し合いができるとよいと思います。

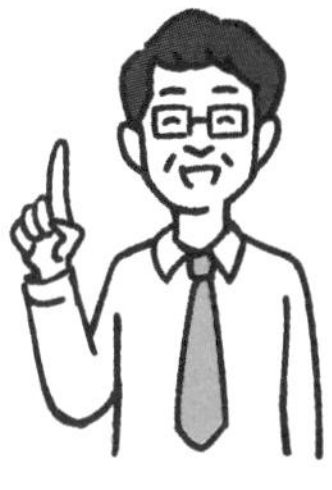

コラム 2

夕方に出て行ってしまうのは……

遠方にひとり暮らしだった母を、自宅に引き取って介護しています。

最近の母は夕方になると、「父のご飯を作らなくては」と言って家を出て行ってしまいます。

私の家を自分の家と思えず、自宅へ帰ろうとしているようでした（私の家へ引っ越してきたこと自体を忘れているようです）。

迷子になることや交通事故などが心配で、必ず身につける帽子にGPSを付けるなどして対策していたものの、目を配り続けるのはとてもしんどいことです。

母についていき、「帰ろう」と声をかけても効果がありません。

そこで、母の発言を利用してこんな嘘をついてみました。

「お父さんは今日は外食で、ごはんはいらないらしい」。

嘘も方便とはこのことで、母はすんなり納得して、二人で家に帰ることができました。

家族のためにご飯を作ることは、この年代の主婦の方にとって大切な価値観なのでしょう。

母の価値観を否定せずに、認知症と付き合っていきたいと思います。

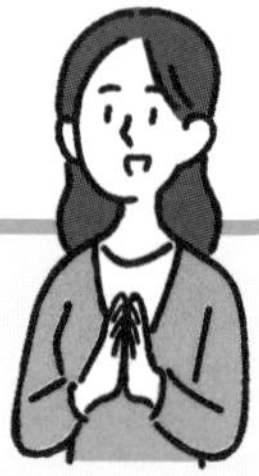

第4章

お役立ち情報

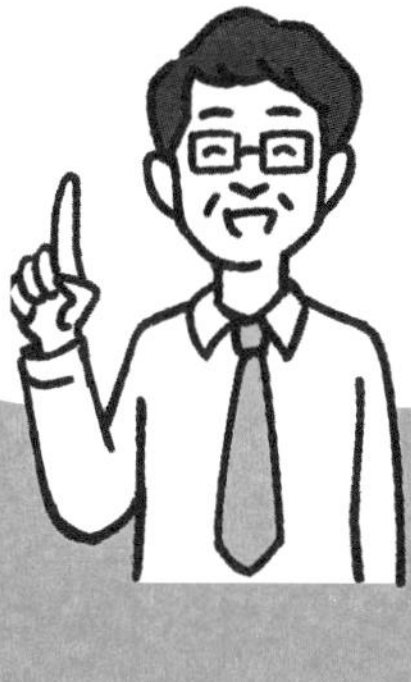

介護保険サービス

介護保険を利用して受けられる介護サービスのことを、介護保険サービスと言います。

介護が必要になった際には、納めた保険料や税金をもとにして原則1割の金額で介護サービスを受けることができます。

また、自己負担額の割合は所得に応じて異なります。

介護サービスを利用するには、「要介護認定」を受けて要介護度を判定してもらい、ケアプランを作成する必要があります。

ケアプランは、ケアマネジャーに依頼するのが一般的です。

介護の度合い（「要支援1～要支援2」「要介護1～要介護5」の7段階）によって、保険利用できるサービス限度額が決まっているので、必要なサービスに優先順位をつけてケアプランを作成します。

要介護認定や介護保険の申請は、市区町村の介護保険担当が窓口です。申請方法や介護サービスの問い合わせは、地域包括支援センター（→52ページ）に相談すると専門家の手助けが受けられます。電話でも相談できます。

介護保険適用のサービスにはさまざまな種類がありますが、ここでは「在宅サービス」「地域密着型サービス」「施設サービス」という3つのサービスの種類で分類して紹介します。

次ページの表をご覧ください。

●介護保険で受けられる主なサービス

在宅サービス	
訪問介護	ホームヘルパーが家庭を訪問し、排泄の介助などの身体介護や、調理・洗濯・掃除などをしてくれる。
訪問入浴介護	浴槽を積んだ車が家庭を訪問し、家庭で入浴の介助をしてくれる。
訪問看護	看護師や保健師が家庭を訪問し、療養上の世話や診療の補助などをしてくれる。
デイサービス（通所介護）	デイサービスセンターなどに通い、生活指導、入浴、機能訓練などを受けられる。
デイケア（通所リハビリテーション）	老人保健施設や病院などに通って、理学療法士や作業療法士などから、入浴や機能訓練などを受けられる。
福祉用具貸与（レンタル）	車いす、移動用リフト、特殊寝台などの用具をレンタルできる。

区分	サービス	内容
	特定福祉用具購入費・住宅改修（介護リフォーム）費の支給	福祉用具の購入や、段差解消などのリフォーム代が支給される。
地域密着型サービス	夜間対応型訪問介護	夜間の定期的な巡回訪問と、夜間の通報による訪問がある。排泄、食事などの介護をしてくれる。
	認知症対応型通所介護	デイサービスセンターなどで、介護や機能訓練などを受けられる。
	小規模多機能型居宅介護	地域の小規模施設で、事業所での宿泊や、自宅の訪問サービスを組み合わせて受けられる。
施設サービス	介護老人福祉施設（特別養護老人ホーム）への入所	在宅では介護が困難な場合、日常生活の世話や機能訓練をおこなう施設に入所できる。
	介護医療院への入所	慢性疾患などにより長期で療養が必要な人が、医療、介護、日常生活の世話を受ける施設へ入所できる。

公的な助成制度

認知症が進んでいくと、介護費用もふくらんでいきます。公的な助成制度を利用しましょう。

介護面では「高額介護サービス費制度」、医療面では「高額療養費制度」などが用意されています。

いずれも、所得に応じて支払額の上限を設ける制度です。

◆高額介護サービス費制度

デイサービスやヘルパーの利用で、1か月の利用料の支払いが一定の上限額を超えると、超えた金額が払い戻される制度です。

申請方法 対象の世帯に自治体から「支給申請書」が届きます。それを記入して返送し、受理されると「支給決定通知書」が届き、2〜3か月後に払い戻されます。その後も自動的に払い戻し金額が振り込まれます。

◆高額療養費制度

1か月の病院の窓口での支払いが一定の金額を超えると、超えた金額の一部が払い戻される制度です。

申請方法　本人が加入している公的医療保険者（国民健康保険、後期高齢者医療制度、健康保険組合など）に、それぞれ所定の「高額療養費支給申請書」を提出します。約3か月後に払い戻されます。

◆高額介護合算療養費制度

介護費と療養費の合計の支払いが一定の上限額を超えると、自己負担額が低くなる制度です。

申請方法　市区町村に申請を行います。受理されると「介護負担額証明書」が送られてきます。それを、加入している医療保険者に送ります。市区町村からは介護分が、医療保険者からは医療分が払い戻されます。

介護施設

認知症が進行すると、在宅での介護から切り替えて、施設入所を真剣に検討する必要も出てくることでしょう。

施設に入れることに抵抗がある人もいるかもしれません。

しかし、施設への入所によって体調がよくなるケースはかなりあります。

施設では、健康チェックや水分補給、口腔ケア、栄養バランスがよく食べやすい食事など、その人に合わせた環境が用意されています。

入所を決める前に、必ず見学に行きましょう。

設備、医療体制、食事内容、他の入居者や介護スタッフの様子などをしっかり観察します。

認知症の人が入所できる介護施設

特別養護老人ホーム	入居条件 原則要介護3以上	・日常の介護から看取りまで対応 ・申し込み順ではなく緊急度の高い人が入所を優先される ・月額料金は10～13万円
介護老人保健施設	入居条件 要介護1以上	・リハビリを目的とする ・3か月程度で退所か継続か判断する ・月額料金は8～14万円
介護医療院	入居条件 要介護1以上	・長期の医療ケアを必要とする人が対象 ・医師、看護師などが常駐する ・月額料金は10～20万円
グループホーム	入居条件 要支援2、または要介護1以上	・認知症軽度～中等度の人が少人数で共同生活する ・介護スタッフが常駐する ・月額料金は10～30万円（入居一時金がかかる場合が多い）
介護つき有料老人ホーム	入居条件 施設により異なる	・幅広く認知症の人を受け入れ、看取りにも対応 ・月額料金は15～30万円（入居一時金がかかる場合が多い）

おわりに

厚生労働省は、２０１２年時点での日本の65歳以上の認知症高齢者は４６２万人を数え、65歳以上人口の15％を占めることを発表しました。

また、認知症の前駆症状といわれる軽度認知障害（ＭＣＩ）の人も４００万人に達することが示されました。

ＭＣＩの方の半数以上は認知症を発症しないといわれてはいますが、記憶などの認知機能の低下を心配し、それに苦しんでいます。

その後は全国規模での調査は行われていませんが、種々の調査から推計すると、現在では認知症高齢者の数は６００万人以上、ＭＣＩの人も同じくらい存在すると考えられていますので、日本人の人口の1割に達します。

このような数字を見ると、認知機能の低下に苦しみ、認知症発症の不安と恐怖を感じている人が数多くいるだけでなく、そのご家族や友人や隣人など周囲の人々の悩みと苦しみはいかほどかと、体験者の一人として想像してしまいます。

2019年に政府の閣僚会議によって、2025年までの政策目標として「認知症施策推進大綱」がまとめられましたが、その内容は「共生と予防」という二つに要約できます。

認知症の人が住み慣れた地域に住み続けられるような社会を作ることと、高齢者の認知機能を少しでも長く維持し続けられるような予防法を明らかにすることです。

「共生」では、地域包括ケアシステムと呼ばれる多様な専門家が協力し合う仕組みに加えて、NPOなどのボランティア、さらには地域に暮らす子どもから大人に至る誰もが支え合う社会になることを目標にしています。

2023年6月16日に公布された「認知症基本法」では、こうした「共生社会」を目指すことが謳われています。

また、学校教育において認知症に関しての教育を行うことも規定されています。

まさに、地域に暮らすあらゆる人々が認知症の人を支える共生社会が目指されているのです。

認知症予防に関しては、世界保健機関（WHO）が示した指針では、アルツハイマー病などの神経変性を伴う認知症の発症を予防する内容は明示されませんでしたが、認知症のリスクを低減する可能性のある生活習慣についての見直しを示唆する旨の文言が記載されました。

そして、我が国でも国立長寿医療研究センターを中心に心身の健康状態を維持し、認知症の発症や進行を遅らせるための本格的な研究が始まりました。

また、アルツハイマー病発症の原因とも考えられている毒性化したアミロイドβたんぱく質を分解除去する薬剤の開発も活発になっています。
特に65歳未満の若い年代で発症する若年性認知症の人は、職業や家庭生活に高齢者以上に大きな悩みと苦しみを抱いていますので、そのような方たちの認知症の発症や進行を予防する薬剤の開発は、喫緊の課題といえましょう。

世界の主要国の中で最も高齢化の進んでいる日本の認知症に対する医療や介護実践の成否を、世界各国の専門家や認知症の人の家族が注視しています。

2023年に議長国としてG7サミットが日本で開催されたときに、同時に行われた各分野の大臣級の会合で、日本の厚生労働大臣は認知症を重要なテーマとして取り上げ、世界各国の関係者も日本に訪れて、国としての日本の上記のような取り組みに注目しました。

2040年頃に日本の高齢化率（全人口に対する高齢者の割合）は40％近くにもなり、しかもより高齢の人口が増えるために、認知症も増大する見込みです。

少しでも早く、予防薬だけでなく治療法も確立してほしいのですが、死滅した脳細胞を再生する治療法の確立は容易ではありません。

したがって、現状ではよりよい介護を工夫することで、認知症の人の生活がより安全で快適になることが、最も重要な方法なのです。

そして、それらの経験を多くの人が共有することが極めて大事なことだと思っています。

本書が、少しでも今後の認知症介護の発展のお役に立つことができれば幸いです。

なお、本書の執筆にあたってご協力くださった島影真奈美様、そして企画から出版まで貴重なご助言ときめ細やかなご対応をしてくださったディスカヴァー・トゥエンティワンの星野悠果様に、ここに記して深謝申し上げます。

参考文献

●『認知症の人の心の中はどうなっているのか？』（佐藤眞一著／光文社）

●『認知症 plus コミュニケーション 怒らない・否定しない・共感する』（大庭輝、佐藤眞一著／日本看護協会出版会）

●『マンガ 認知症』（ニコ・ニコルソン、佐藤眞一著／筑摩書房）

●『マンガでわかる 認知症の「困った」をズバッと解決！』（佐藤眞一著／洋泉社）

●『〇×マンガで対応策がすぐわかる 身近な人が認知症になったら』（佐藤眞一監修、ねこまき漫画／西東社）

●『マンガで笑ってほっこり 老いた親のきもちがわかる本』（佐藤眞一監修、北川なつ漫画／朝日新聞出版）

●『親の介護がツラクなる前に知っておきたいこと』（島影真奈美著／WAVE出版）

認知症心理学の専門家が教える
認知症の人にラクに伝わる言いかえフレーズ

発行日　2023年12月22日　第1刷
　　　　2024年 9月18日　第4刷

Author　佐藤眞一
Writer　島影真奈美
Illustrator　髙柳浩太郎
Book Designer　（カバー）小口翔平＋村上佑佳（tobufune）
（本　文）奈良岡菜摘、有限会社エムアンドケイ

Publication　株式会社ディスカヴァー・トゥエンティワン
〒102-0093　東京都千代田区平河町2-16-1 平河町森タワー11F
TEL　03-3237-8321（代表）　03-3237-8345（営業）　FAX　03-3237-8323
https://d21.co.jp/

Publisher　谷口奈緒美

Distribution Company　飯田智樹　蛯原昇　古矢薫　佐藤昌幸　青木翔平　磯部隆
井筒浩　北野風生　副島杏南　廣内悠理　松ノ下直輝　三輪真也
八木眸　山田諭志　鈴木雄大　高原未来子　小山怜那　千葉潤子
町田加奈子

Online Store & Rights Company　庄司知世　杉田彰子　阿知波淳平　大﨑双葉　近江花渚　滝口景太郎
田山礼真　徳間凜太郎　古川菜津子　藤井多穂子　厚見アレックス太郎
金野美穂　陳玟萱　松浦麻恵

Product Management Company　大山聡子　大竹朝子　藤田浩芳　三谷祐一　千葉正幸　中島俊平
伊東佑真　榎本明日香　大田原恵美　小石亜季　舘瑞恵　西川なつか
野﨑竜海　野中保奈美　野村美空　橋本莉奈　林秀樹　原典宏
牧野類　村尾純司　元木優子　安永姫菜　浅野目七重　神日登美
小林亜由美　波塚みなみ　林佳菜

Digital Solution & Production Company　大星多聞　小野航平　馮東平　森谷真一　宇賀神実　津野主揮
林秀規　斎藤悠人　福田章平

Headquarters　川島理　小関勝則　田中亜紀　山中麻吏　井上竜之介　奥田千晶
小田木もも　佐藤淳基　福永友紀　俵敬子　池田望　石橋佐知子
伊藤香　伊藤由美　鈴木洋子　藤井かおり　丸山香織

Proofreader　株式会社鷗来堂
DTP　有限会社エムアンドケイ
Printing　シナノ印刷株式会社

ISBN978-4-7993-3002-9
NINCHISHONO HITONI RAKUNITSUTAWARU IIKAE PHRASE by Shinichi Sato